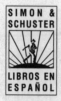

SIMON &
SCHUSTER

LIBROS EN
ESPAÑOL

Cocine Saludablemente

125 Recetas Deliciosas Acompañadas por Sus Propiedades Terapéuticas

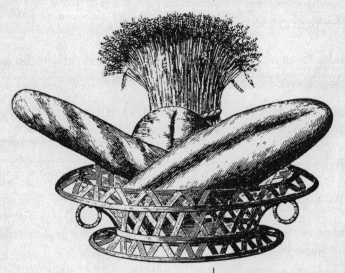

Maritza Barton

SIMON & SCHUSTER

Libros en Español

A todos los que me apoyaron y compartieron estas sanas y ricas recetas de cocina: mis hijos Daniel y Guillermo; mi nietito Brent; mis hijas políticas Jenie y María Eupenia; y mi hermana Juanita. También a mis amigos Laura Dail, Daniel Lane, Nemy y Marilu.

Gracias.

Dios los bendiga.

SIMON & SCHUSTER
LIBROS EN ESPAÑOL
Rockefeller Center
1230 Avenue of the Americas
New York, NY 10020

Copyright © 1998 by Maritza Barton

Todos los derechos están reservados, incluyendo el derecho de reproducción en todo o en parte en cualquier forma.

SIMON & SCHUSTER LIBROS EN ESPAÑOL y su colofón son marcas registradas de Simon & Schuster Inc.

Hecho en los Estados Unidos de América

10 9 8 7 6 5 4 3 2 1

Datos de catalogación de la Biblioteca del Congreso, puede solicitarse información

ISBN: 0-684-84486-9

DISEÑADO Y PRODUCIDO POR K&N BOOKWORKS INC.

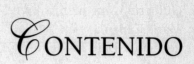CONTENIDO

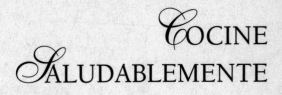

COCINE SALUDABLEMENTE

INTRODUCCION

Una buena salud consiste en una buena nutrición. Cuando tenemos un balance adecuado y los platos son balanceados podemos lograr que nuestro cuerpo restaure todos los nutrientes que pierde y gasta día a día. El stress, la contaminación y la mala nutrición pueden ser unos de los causantes más serios que llevan a la pérdida de nuestra salud.

Por eso *Cocine Saludablemente* tiene el propósito de regalarles a ustedes platos sencillos, deliciosos y económicos para que encontremos la verdadera fuente de la salud en una buena mesa.

Mi larga experiencia en nutrición me ha llevado a crear este libro ya que después de muchos años de estudio y de leer he encontrado que tengo mucha información en el cual son los recursos los cuales pueden ser los caminos para encontrar la salud. Pero en muy pocos libros he encontrado que me indiquen como cocinar saludablemente.

Esa inquietud me ha llevado a esto, a llevarles a ustedes esa nutrición balanceada y rica en vitaminas y minerales, aminoácidos y proteínas, para que ustedes vean el cambio y la diferencia.

Aprender a cocinar es un arte, un arte en el que también está su creatividad, también está ese toque que usted le puede dar a ese plato que a usted le gusta; no necesa-

riamente tenemos que regirnos por una receta estricta-
mente, quizás esa receta se le pueda cambiar o variar
algunos de los ingredientes que estén más acorde con su
gusto. Hágalo, inténtelo, pruebelo.

Usted puede ser un creador más y puede ser alguien
que al cambiar el gusto de alguna de las recetas encuentre
más sabor en su paladar. Atrévase usted también a crear
algo, que en definitiva el que va a disfrutar de ese buen
plato va a ser usted.

Pero aquí yo pongo todo ese conocimiento y la larga
experiencia en la cocina ya que es una de las artes que me
fascina. La estoy poniendo a disposición de ustedes, para
lograr no solamente el buen gusto en la mesa, sino el buen
sabor y la buena salud.

Cocine Saludablemente es un regalo de muchos años
en la cocina y de cocinar para mi familia, para mis amigos
los cuales hemos disfrutado mucho de esa cocina rápida y
sencilla, pero bien nutritiva y balanceada.

Espero que lo disfruten.

Maritza Barton

SOPAS

El alimento que más prepara a una buena digestión es la sopa. Además de un buenísimo alimento, no cae pesado y ayuda al resto de los alimentos a una buena digestión. Por lo tanto es un buen aliado, especialmente en casos de estómago delicado o problemas digestivos. Comience sus comidas principales con una buena sopa. Es una idea excelente.

$\mathscr{S}$OPA DE ZANAHORIAS
(Para 4 a 6 personas)

INGREDIENTES

5 cucharadas de aceite de girasol
3 dientes de ajo
$\frac{1}{2}$ cebolla grande
8 zanahorias grandes, peladas
1 tomate
2 tallos de apio
1 cucharada de perejil
$1\frac{1}{2}$ litros de agua fría
4 cucharadas de avena

PREPARACION

En una olla mediana, caliente el aceite, friendo el ajo y la cebolla. Luego picar en trozos finos las zanahorias, el tomate, el apio y el perejil. Añadirlo al sofrito, cocinar en fuego lento durante unos 2 ó 3 minutos. Añadirle 1 litro de agua fría, dejar que hierva, bajar el fuego. Agregar la avena, unos 15 minutos más. Pasar por la licuadora volverlo a poner otros 5 minutos más hasta llegar al punto de ebullición. Quitar, apagar el fuego, agregarle pedacitos de queso o trocitos de pan tostado y sazonar a gusto.

Propiedades Terapéuticas

Al igual que todas las sopas, su poder desintoxicante la convierten en la mejor aliada de la salud. Para la inflamación gastrointestinal, hemorroides, gases, apatía, malestar general.

$\mathscr{S}$OPA DE LENTEJAS
(Para 6 u 8 personas)

INGREDIENTES
2 tazas de lentejas
2 litros de agua fría
4 cucharadas de aceite de oliva
1 papa, cortada en cuadritos
3 zanahorias grandes, cortadas en cuadritos
2 dientes de ajo, machacados
1 cebolla, picadita
2 hojas de laurel
   Sal y pimienta a gusto

PREPARACION
Dejar hervir las lentejas en 2 litros de agua por 15 minutos, luego se le agregan el aceite y todos los demás vegetales, se hierve por unos 30 a 40 minutos. Cuando estén tiernas se quita la mitad y se pone en la licuadora —*quitar las hojas de laurel antes de licuar*— por 2 minutos y se vuelve a agregar el resto, dejándolo unos 2 ó 3 minutos más.

Propiedades Terapéuticas

Esta sopa es ideal para personas anémicas, que padecen de cansancio crónico, de estreñimiento, con su gran contenido de vitamina A, complejo B, vitamina C y minerales.

$\mathscr{S}$OPA DELICIOSA DE PAPAS Y COLES
(Para 4 a 6 personas)

INGREDIENTES

2   papas, cortadas en cuadritos
½   col, picadita
4   zanahorias grandes, picadas en trocitos pequeños
½   cebolla, picada
3   dientes de ajo, picaditos
2   cucharadas de aceite de oliva
1½ litros de agua

3   cucharadas de crema
   Sal y pimienta a gusto

PREPARACION

Poner en una cazuela todos los ingredientes juntos, agregándole 1½ litros de agua, hervir a fuego lento. A los 20 minutos retirarlos, poner la ¼ a licuar, volver a la cazuela, agregar la crema antes de servir, sazonar a gusto.

Propiedades Terapéuticas

Esta riquísima sopa aporta elementos preventivos para el cáncer, artritis, cansancio, problemas gastrointestinales. Su poder depurativo ayuda enormemente a personas que puedan tener artritis.

$\mathscr{S}$OPA DE CALABAZAS
(Para 4 a 6 personas)

INGREDIENTES
2 cucharadas de aceite de oliva
½ calabaza, pelada y cortada pequeña
1 cebolla, picada
1 tomate pequeño, picado
2 cucharadas de queso agrio
3 dientes de ajo, picaditos
2 zanahorias, cortadas pequeñitas

1 litro de agua fría
2 cucharadas de crema agria
   Perejil, picado
   Sal y pimienta a gusto

PREPARACION
Rehogar en el aceite todos los ingredientes. Agregarle un litro de agua fría, aproximadamente a la calabaza cortada. Hervir durante 10 minutos. Pasar ½ por la licuadora y volver a colocar en la cazuela para que hierva otros 2 a 3 minutos más. Agregarle la crema agria, el perejil picado, sal y pimienta a gusto.

Propiedades Terapéuticas

La calabaza de por si es muy recomendada especialmente para ancianos, niños y todos aquellos con serios trastornos gastrointestinales. El poder bactericida de la cebolla como el ajo, forma un suplemento natural siendo un antibiótico de muy buen resultado. Además de su contenido de pro-vitamina A, vitamina C y el complejo B, es muy buena también para aquellas personas con problemas en la vejiga.

𝓜INESTRONE
(Para 6 a 8 personas)

INGREDIENTES

1½ litros de caldo de pollo
3 zanahorias, picadas en trocitos pequeños
1 cebolla, picada
1 tomate, picado
1 papa, cortada en cuadraditos
2 tazas de calabaza, cortada en cuadraditos
6 ramas de apio, picadas
3 hojas de albahaca
1 cebollín, picado
2 ramitas de perejil, picadas
½ taza de fideos pequeños
Sal a gusto

¼ taza de arroz (opcional)

PREPARACION

El caldo de pollo se pone a hervir, agregándole las zanahorias, la cebolla, el tomate, la papa, la calabaza, el apio y dejar que hierva durante unos minutos. Se le agrega la albahaca fresca, el cebollín y el perejil. Por último agregar los fideos que pueden ser los cornalitos o cualquier tipo de fideos pequeños. Dejar hervir hasta que los fideos estén tiernos, sazonar a gusto y servir.

Opcional: Junto a los fideos se agrega ¼ taza de arroz. Si fuera necesario agregar más caldo de pollo o agua.

Propiedades Terapéuticas

Esta sopa es ideal para personas que padecen de cansancio crónico, que necesitan energía extra. Para levantar las defensas del organismo. Aquellas personas que se resfrían constantemente. Sus propiedades terapéuticas benefician grandemente para prevenir catarros frecuentes, cansancio, depresión, dolores y malestares corporales, problemas gastrointestinales.

$\mathscr{S}$OPA DE TOMATE
(Para 6 a 8 personas)

INGREDIENTES
2 cucharadas de aceite de oliva
½ cebolla pequeña, picadita
2 dientes de ajo, picaditos
2 tallos de apio, picaditos
2 zanahorias, picaditas
1½ litros de caldo
2 cucharadas de maicena (ó 2 cucharadas de avena molida)
4 tomates grandes, picaditos
2 cucharadas de crema de leche
   Sal y pimienta a gusto

PREPARACION
En una cacerola poner el aceite agregando la cebolla, el ajo y las demás verduras. Sofreir todo. Agregar 1½ litros de caldo, ir poniendo la maicena lentamente, mezclando todo junto, revolviendo constantemente para que no se agrume, agregar el resto de los vegetales. Hervir durante 10 minutos. Licuar la mitad de la sopa y agregar al resto de la sopa añadiéndole la crema de leche, sazonar y servir.

Propiedades Terapéuticas

Esta rica sopa, es alcalinizante, digestiva, ideal en casos de gastritis, úlceras, hernias, artritis, gota, migraña y problemas intestinales.

$\mathscr{S}$OPA DE VERDURAS
(Para 6 a 8 personas)

INGREDIENTES
1 cebolla mediana
2 dientes de ajo
2 zanahorias
1 nabo
1 cucharada de aceite de oliva
1 papa, picadita
1 batata o camote dulce, picadito
1 taza de maíz, desgranado
1 taza de garbanzos, previamente hervidos
2 litros de agua fría
4 cucharadas de avena molida
   Sal y pimienta a gusto

PREPARACION
Picar la cebolla, el ajo, las zanahorias, el nabo, rehogándolas en el aceite, agregarle la patata y el resto de las verduras. Agregar el agua, hervir durante 10 minutos, reducir el fuego, tapar y cocer durante 10 minutos más a fuego lento. Aproximadamente 5 minutos antes agregarle la avena. Licuar la mitad de la sopa, volver a calentar en la cacerola, sazonar a gusto y servir.

Propiedades Terapéuticas

Las verduras y granos aportan vitaminas, minerales y proteínas, tan valiosos para ir reponiendo el desgaste celular diario. Recomendada en casos de cansancio crónico, decaimiento fortaleciendo al sistema muscular y nervioso.

SOPA DE AVENA
(Para 4 a 6 personas)

INGREDIENTES

4 cucharadas de aceite de oliva
½ cebolla, picada
2 dientes de ajo, picaditos
Perejil, picado
1 tomate pequeño, picadito
1½ litros de caldo o agua
½ taza de avena
Sal y pimienta a gusto

PREPARACION

Agregar el aceite en la cazuela con todos los vegetales, sofreir agregándole el agua caliente. Cuando el agua esté en ebullición agregarle ½ taza de avena. Bajar el fuego a lento, dejar hervir durante 20 minutos. Pasar la mitad por la licuadora y volverla a poner en la cazuela, hervir otros 5 minutos más, agregándole sal y pimienta a gusto y servir. Si fuera necesario agregar más agua.

Propiedades Terapéuticas

Esta sopa es ideal para aquellas personas con intestino delicado o que padecen de estreñimiento. Es ideal también por sus grandes propiedades con vitaminas como pro-vitamina A, vitamina C, el complejo B y minerales. Es ideal esta sopa en aquellos casos de personas con retención de líquido. Problemas de corazón, hemorroides, para circulación y gases.

$\mathscr{S}$OPA DE FRIJOLES BLANCOS (POROTOS)
(Para 6 a 8 personas)

INGREDIENTES

2 cucharadas de aceite de oliva
1 cebolla, picada
2 dientes de ajo, picados
2 tallos de apio, picado en trocitos
2 zanahorias, picadas
$\frac{1}{2}$ tomate, picado
$1\frac{1}{2}$ litros de agua
$1\frac{1}{2}$ tazas de frijoles blancos (porotos)
Sal y pimienta a gusto

PREPARACION

Colocar el aceite en la cacerola y sofreir los vegetales hasta que estén tiernos, agregarle $1\frac{1}{2}$ litros de agua, $1\frac{1}{2}$ tazas de frijoles blancos y hervir durante $\frac{1}{2}$ hora o más hasta que los frijoles estén bien tiernos. Licuar la mitad, agregar a la cacerola y dejar otros 10 minutos más a fuego lento, condimentar y servir. Agregar más agua si fuera necesario.

Propiedades Terapéuticas

Los frijoles siempre han sido una fuente importantísima de proteínas. Además de minerales valiosos como el magnesio, el potasio, etc. De manera que es ideal especialmente en aquellos casos en personas que se abstienen de comer carne. Es una sopa que además de las propiedades que tiene como energetizante, es valiosa para aquellas personas que desarrollan grandes esfuerzos.

$\mathscr{S}$OPA DE ARROZ
(Para 6 a 8 personas)

INGREDIENTES
1½ litros de agua
1 pechuga de pollo sin piel, cortada en cuadraditos
½ cebolla, picada
1 diente de ajo, picado
1 tomate, picado
2 tallos de apio, picados
1 ramito de perejil, picado
2 zanahorias, picadas
½ taza de arroz
Sal y pimienta a gusto

PREPARACION
Dejar hervir todo junto durante ½ hora, agregar el arroz, dejar hervir otros 20 minutos, agregándole sal y pimienta a gusto. Servir caliente con queso rayado por encima. Si fuera necesario agregar más agua.

Propiedades Terapéuticas

El arroz es un alimento universal con muy buenas propiedades nutricionales, especialmente si el arroz es integral, ya que nos va a aportar la vitamina E, el complejo B más todos los minerales que conlleva. Además esta sopa al contener pollo es una proteína muy importante especialmente para aquellos niños en desarrollo, va ayudarlos a un buen crecimiento. Sus propiedades terapéuticas son ideales para aquellas personas convalecientes, que han pasado por trastornos en la salud, como son catarros, bronquitis, asma, artritis o cirugías.

$\mathscr{S}$OPA DE CREMA DE ESPINACA
(Para 6 a 8 personas)

INGREDIENTES
 2 paquetes de espinaca, picadas
1½ litros de agua
 3 cucharadas de aceite de oliva
 2 dientes de ajo, picados
 ½ cebolla, picada
 2 zanahorias, rayadas
 1 papa, cortada en cuadritos
   Sal a gusto
1½ cucharadas de maicena

PREPARACION
Hervir la espinaca en 1½ litros de agua y el aceite. Echar todas las verduras. Sazonar y hervir no más de 10 minutos. Retirar 2 tazas y ponerla en la licuadora con la maicena. Mezclar bien e incorporar a la cazuela, revolver, servir con pedacitos de pan tostado y queso rayado.

Propiedades Terapéuticas

La espinaca es un alimento muy valioso por sus vitaminas y minerales, pero por sobre todo además de la vitamina A y vitamina C, lo interesante es no hervirla demasiado ya que perdería su valor nutricional. Es recomendable especialmente en personas que padecen de mala circulación, problemas de retención de líquido o artritis.

Verduras y Ensaladas

Un buen plato mixto de ensalada o verduras constituyen un acompañante exquisito para cualquier plato fuerte como son las carnes. Además de ser bajas en calorías teniendo en cuenta que éstas pueden ser aumentadas a través de los ingredientes como son los aderezos; pero si nosotros las consumimos con pequeñas cantidades de aceite de oliva, vinagre, limón y sal, van a ser más bajas en calorías y van a tener un contenido de vitaminas y minerales que nuestro organismo necesita reponer día a día.

Para conservar mejor su sabor y color deben de ser lo más frescas posibles. Si van a ser estas hervidas se deben de utilizar la menor cantidad de agua posible, ya que el exceso de agua hacen que se pierdan gran parte de los nutrientes que éstas traen. Aunque esa agua podemos utilizarla luego en caldos y estofados o fideos que vayamos a hervir aun así se pierden gran parte de los minerales y vitaminas con el hervor. En otras palabras es importante que hiervamos muy poco tiempo sobre todo las acelgas, las espinacas, etc., con excepción de las papas (patatas).

Para mantener un buen sabor y dar relieve a los colores a las verduras se le puede agregar una pequeñita cantidad de bicarbonato de sodio, especialmente cuando son habichuelas o espinacas o calabaza. También, se puede añadir una pizca de azucar a los guisantes y judías verdes. Cuando estamos sirviendo verduras se le puede agregar una pequeña cantidad, una pizca de bicarbonato, una chorrito de vinagre, una pizca de sal, una pizca de azúcar. Esto le va a dar buen sabor y buen color a las verduras. Es importante que recordemos que éstas no deben de estar reblandecidas. Apenas deben de estar tiernas.

Si vamos a freir cualquiera de las acompañantes como son las papas, o el repollo, debemos de hacerlo en una sartén de teflón siempre a fuego lento con un poquito de mantequilla y añadiéndole dos cucharadas por ejemplo de agua. Es importante para evitar que se peguen y a su vez de esta manera quedarán más crocantes y no se pierdan el contenido de vitaminas y minerales. Si vamos a rehogar las cebollas, y vamos a mezclarla luego con las papas, es importante que las cebollas vayan primero y luego agregarle las papas. Si vamos a freir juntos o rehogar pimientos, berenjenas, cebollas, etc., es importante que lo hagamos todos juntos y a la vez, para que de esa manera tengan la misma textura. Recordar siempre que no deben de estar las verduras recocinadas. Sabemos que las frutas como las verduras crudas son fuentes naturales de vitaminas y minerales. Importante consumirlas por lo menos una vez al día; ya que todo alimento que ha sido previamente cocinado esto lleva a que pierda gran parte de los nutrientes naturales. Sin embargo las frutas y las ensaladas que se comerán crudas, no solamente aportarán los nutrientes que el cuerpo gaste diariamente, sino también las fibras que son tan necesarias para un buen funcionamiento intestinal.

Es fundamental lavar las verduras con abundante agua. Si tuviera usted alguna duda es bueno dejarlas en remojo con agua y vinagre, y luego enjuagarlas nuevamente. Esto evitará cualquier pesticida que se le pueda haber agregado o algún otro tipo de plaga que a veces se le puedan adherir.

ENSALADA TRICOLOR
(Para 4 a 6 personas)

INGREDIENTES
1 tomate grande
1 cebolla
1 zanahoria grande, rayada
½ lechuga
1 pepino, pelado y limpio

Vinagre
Aceite de oliva
Sal a gusto

PREPARACION
Cortar todas las verduras a gusto, condimentarlos con una vinagreta en partes iguales de vinagre, aceite de oliva y sal a gusto.

Propiedades Terapéuticas

El potasio, el magnesio, el calcio, el fósforo, la pro-vitamina A, la vitamina B_1, B_2, B_6, además de la vitamina C y vitamina E y otras vitaminas que puede contener esta valiosa ensalada, es el mejor amigo en aquellos casos de cansancio crónico, problemas gastrointestinales, artritis, problemas dermatológicos, estreñimiento, etc.

ℰNSALADA VERDE
(Para 4 a 6 personas)

INGREDIENTES

1 pepino
½ escarola
¼ lechuga romana
2 ramas de apio, alfalfa

Vinagreta a gusto
Salsa

PREPARACION
Picar todo a gusto, mezclar con la salsa vinagreta.

Propiedades Terapéuticas

El pepino como la escarola, la lechuga, etc., contiene grandes propiedades terapéuticas, especialmente en aquellos casos de retención de líquido, que puede ser producto de una disfunción renal, circulatoria o de absorción o una errónea alimentación. El pepino contiene elementos nutricionales como el magnesio, el potasio, calcio, fósforo, hierro, la pro-vitamina A, vitamina B_1 y B_2, además de la vitamina C. Esta es una ensalada ideal para aquellas personas con problemas de estreñimiento o constantes problemas de absorción de los nutrientes por disturbios digestivos. La alfalfa contiene grandes ventajas dentro de esta receta ya que además de un alcalinzante es un desinflamante con propiedades valiosas en el caso de artritis.

ℰNSALADA DE BRÓCULIS Y PAPAS
(Para 4 a 6 personas)

INGREDIENTES

2 tazas de bróculis, previamente hervidas 2 minutos, picaditas
1 papa, cocida previamente, cortada en cuadritos
1 docena de aceitunas sin pepita (negras o verdes), picadita
2 zanahorias, rayadas

Salsa vinagreta o crema agria a gusto

PREPARACION

Después de picar todo, ponerlo en una fuente, aderezarlo con la salsa vinagreta o crema agria.

Propiedades Terapéuticas

Esta ensalada es una verdadera riqueza en vitaminas y minerales como magnesio, fósforo, hierro, potasio, vitamina A, vitaminas B_1, B_2, B_6, vitamina C, niacín y baja en calorías. Propiedades profilácticas y curativas especialmente en el caso del corazón, riñon, metabolismo están bien demostradas. Además en estudios que se han hecho, el Dr. Cheney, atribuye su acción curativa especialmente en los casos de úlceras gastroduodenales.

Ensalada de Aguacate o Palta
(Para 4 a 6 personas)

INGREDIENTES

1 tomate, picado
1 aguacate o palta grande, cortada en pequeños cuadros
1 manzana verde, cortada en pequeños cuadraditos
1 rama de apio, picada
$\frac{1}{2}$ taza de nueces, picada
$\frac{1}{2}$ taza de zanahoria, rayada

Salsa vinagreta o otra salsa a gusto

PREPARACION

Mezclar en un recipiente todos los ingredientes. Condimentar con la salsa vinagreta o con la salsa que prefieran.

Propiedades Terapéuticas

Esta deliciosa ensalada encierra una gran fuente de vitaminas importantísimas y valiosas, al igual que su gran contenido en minerales. Contribuye enormemente a la buena función circulatoria, a prevenir la várices. Ayuda en caso de artritis, problemas cardiacos, presión arterial alta, problemas gastrointestinales. Contribuye a una piel saludable previniendo las manchas de la piel.

ᏋNSALADA DE HABICHUELAS O CHAUCHAS CON HUEVO DURO
(Para 4 a 6 personas)

INGREDIENTES
$\frac{1}{2}$ kilo de habichuelas o chauchas, previamente hervidas
1 papa, previamente hervida, cortada en dados
$\frac{1}{2}$ cebolla, bien picadita
4 cucharadas de zanahoria, rayada
1 huevo duro, picadito

Salsa a gusto

PREPARACION
Mezclar todo en una fuente y aderezar con la salsa que prefieran.

Propiedades Terapéuticas

Esta nutritiva ensalada tiene propiedades que la hacen excelente en aquellos casos de esfuerzo excesivo, personas que necesitan una dosis extra de fibras y proteínas. Además de sus vitaminas, el complejo B, vitamina A y vitamina C, es una rica fuente de minerales.

ENSALADA PRIMAVERA
(Para 4 a 6 personas)

INGREDIENTES
1 calabacín, rayado grueso
1 pepino, rayado grueso
1 taza de col roja, rayada gruesa
1 cebolla, rayada gruesa o picada finita
1 zanahoria, rayada

Salsa a gusto

PREPARACION
Si usted no tiene un rayador especial para esto, picarlos bien finitos. Mezclar todos los ingredientes en una fuente y aderezar con la salsa que prefieran.

Propiedades Terapéuticas

El pepino como el calabacín son refrescantes para todo el sistema digestivo. Diuréticos naturales con poderosa acción desinflamante. Esta ensalada también tiene propiedades bactericidas. Sus vitaminas y minerales la hace una fuente valiosa en casos de problemas cardiacos.

ENSALADA DE ZANAHORIA, REMOLACHA Y HUEVO DURO
(Para 4 a 6 personas)

INGREDIENTES
4 zanahorias
4 remolachas, previamiente hervidas
2 huevos duros
1 papa, previamente hervida, cortada en cuadraditos

Salsa a gusto

PREPARACION
Cortar todos los ingredientes en cuadraditos. Por último agregarle el huevo y aderezar con la salsa que prefieran.

Propiedades Terapéuticas

Esta ensalada es una fuente de vitaminas y proteínas. Vitaminas importantes como la vitamina A, la vitamina E y la vitamina C de alto poder regenerativo en el organismo. Además del hierro, del magnesio, del calcio, del fósforo, del sodio y del potasio. Son aliados indiscutibles en un desbalance de los líquidos en el organismo. Es muy beneficiosa en personas anémicas con cansancio prematuro, decaimiento físico, dolores musculares.

ℰNSALADA DE REPOLLO DULCE
(Para 6 a 8 personas)

INGREDIENTES

½ repollo, rayado, con un rayador grueso
½ taza de crema de leche
¼ taza de zanahoria, rayada
½ cucharadita de azúcar
¼ taza de pasitas de uvas
   Sal y pimienta a gusto

4 cucharadas de crema agria

PREPARACION

En un recipiente mezclar todos los ingredientes, agregando la crema agria diluida.

Propiedades Terapéuticas

Col o repollo también llamado con ese nombre, es una verdadera fuente de potasio, calcio, magnesio, fósforo, hierro, vitamina A y del complejo B. Además de su valor en vitamina C. En los casos de arteriosclerosis, cáncer, son los aliados preventivos que tiene esta valiosa ensalada.

ℰNSALADA DE ARROZ
(Para 6 a 8 personas)

Si le ha sobrado arroz del día anterior puede hacer una rica ensalada.

INGREDIENTES

2   tazas de arroz, previamente cocinado
1   taza de zanahoria, rayada
1   taza de alverjas o pitipua
½   jugo de limón, exprimido
     Sal y pimienta a gusto
½   cucharadita de mostaza
4   cucharadas de mayonesa

PREPARACION

Colocar en un recipiente y mezclar todo con la mayonesa y la mostaza.

Propiedades Terapéuticas

El arroz es un alimento muy versátil con muy buenas propiedades alimenticias. El Dr. William Kemper utilizó en sus pacientes una dieta a base de arroz integral y frutas para tratar la presión arterial alta con muy buenos resultados. También el arroz además de ser un alimento versátil y muy rico tiene propiedades alimenticias sobre todo si es arroz integral, ya que sus componentes del complejo B, como el lecitin y la vitamina E son valiosos aliados para nuestra salud. Ideal en casos de estreñimiento crónico, problemas circulatorios, cardiacos, de presión arterial. Esta deliciosa ensalada puede ser además de saludable muy nutritiva por su contenido de proteínas y vitaminas.

ENSALADA DE MAIZ TIERNO
(Para 4 a 6 personas)

INGREDIENTES

1 lata de maíz tierno, o rayar 3 marlos de maíz ó 3 choclos frescos desgranarlos

10 champiñones frescos u hongos frescos, bien picados

1 taza de garbanzos, previamente hervidos y bien tiernos

$\frac{1}{2}$ taza de crema agria

$\frac{1}{2}$ cucharada de mostaza

Sal y pimienta a gusto

PREPARACION

Colocar el maíz, los champiñones y los garbanzos en una fuente y aderezar a gusto con la crema agria que se mezclaran la mostaza, sal y pimienta.

Propiedades Terapéuticas

El maíz es una buena fuente de proteínas. Contiene hierro, zinc, potasio y vitamina A. Es un valioso aliado para aquellos que padecen anemia o inapetencia. Tanto el maíz molido como entero se pueden preparar deliciosos platos. De las mazorcas no tirar las barbas o la peluza es interesante utilizarla en casos de retención de líquido. Hervirlas en tres o cuatro tazas de agua y tomar el té de las barbas de mazorca. Es descongestionante de los riñones y muy favorable en aquellas personas con problemas digestivos.

ENSALADA DE ZAPAYO O CALABAZA Y ESPARRAGO
(Para 6 a 8 personas)

INGREDIENTES

1 atado de espárrago, hervido, cortadito
1 calabacín grande, hervido, lasqueado o rayado fresco
1 berenjena, previamente pasada por agua caliente y sal, lasqueada
1 zanahoria, cruda, rayada
1 tomate grande, crudo, cortado en cuadraditos pequeños

Salsa a gusto

PREPARACION

Colocar todos los ingredientes en una fuente apropiada y aderezar con la salsa que prefieran. Acomodando primero las berenjenas, el espárrago, el calabacín, etc.

Propiedades Terapéuticas

Esta ensalada contiene una buena cantidad de vitaminas y minerales recomendadas para los artríticos y los que padecen de gota. Es muy digerible. Ideal en caso de adelgazamiento. Personas que quieran perder peso y también recomendable para personas con diabetes. Su bajo contenido de azúcar con excepción de la zanahoria cruda que puede evitarse en este caso. Contiene alimentos alcalinizante, por su contenido de sales minerales.

ℰNSALADA MULTICOLOR
(Para 6 a 8 personas)

INGREDIENTES
10   rabanitos, cortados en lasquitas
 2   tazas de apio, picado
 1   manzana, cortada en cuadraditos
 1   taza de lentejas, previamente hervidas a un punto
     que queden suaves

Salsa y sal y pimienta a gusto

PREPARACION
Poner todo en un recipiente. Condimentar a gusto.

Propiedades Terapéuticas

Esta ensalada contiene una buena proporción de hierro.
Recomendada en casos de anemia. También su buena cantidad de vitamina C, convierte esta ensalada en un protector vital.

ℰNSALADA IMPERIAL
(Para 4 a 6 personas)

INGREDIENTES

150 gramos de queso fresco, cortado en cuadraditos
  2 ramas de apio, bien picadas
  1 manzana verde, cortada en cuadraditos
 ½ pimiento rojo, cortado bien finito en cuadraditos
 ½ pimiento verde, cortado
 ½ cebolla, bien picada
  2 remolachas, cortadas en cuadraditos
     Sal y pimienta a gusto

PREPARACION

Unir todos estos ingredientes, agregándole condimento a gusto.

Propiedades Terapéuticas

Esta ensalada fabulosa en su conjunto de vitaminas y minerales la hace muy completa, ya que contiene proteínas, todo el complejo B, vitamina C, vitamina A, vitamina E y minerales como el manganeso.

$\mathcal{B}$ERENJENA PRIMOROSA
(Para 6 a 8 personas)

INGREDIENTES
Sal
2 cucharadas de vinagre
2 berenjenas grandes, cortadas en ruedas
1 cebolla, picada
3 dientes de ajo, picados
2 cucharadas de albahaca, picada
2 cucharadas de perejil, picado
2 cucharadas de ají verde, picado
2 cucharadas de ají rojo, picado
1 huevo duro, picado
150 gramos de queso mozzarella, picada

PREPARACION
En una cazuela de agua hirviendo, donde se le agregará sal y vinagre. Se hervirán por 5 minutos las berenjenas. Se cuelan y se escurren bien y se acomodan en una fuente plana de hornear. Los demás ingredientes se sofríen hasta que la cebolla se vea tierna. Se esparce sobre las berenjenas. Y por último se le puede agregar un huevo picado duro que se añade y esparce junto con el queso mozzarella. Hornear 10 minutos a 350ºF o hasta ver el queso derretido.

Propiedades Terapéuticas

Los principales componentes nutritivos de la berenjena son el potasio y la vitamina A. Además de magnesio, calcio, fósforo, azufre, hierro y vitamina C. Por lo tanto es un aliado de la diabetes. Es interesante saber que las berenjenas por su contenido mineral y vitamínico, son ideales en regímenes de adelgazamiento. Ideal también para los diabéticos. La berenjena cocida estimula también la función hepatrobiliar recomendada para artritis y la gota.

ᏋNSALADA DE PAPAS, REMOLACHA Y HUEVO DURO
(Para 4 a 6 personas)

INGREDIENTES

2 papas, previamente hervidas, cortadas en cuadraditos
2 remolachas, previamente hervidas, cortadas en cuadraditos
   Condimento a gusto
2 huevos duros, picados
1 cucharada de perejil, picadito
1 cucharada de albahaca, picadita

PREPARACION

Hervir separadamente las papas y las remolachas. Colar y mezclar en una fuente agregándole el condimento deseado; y por último el huevo picado con un toque del perejil y de la albahaca picadita. Aderezar a gusto.

Propiedades Terapéuticas

Esta riquísma ensalada es un buen aliado en aquellos casos de personas con problemas digestivos que necesitan reponer energías y también muy conveniente en el caso de personas con programas de adelgazamiento. Es una rica fuente de vitaminas y proteínas.

ENSALADA DE RABANITOS, APIO Y NUECES
(Para 4 a 6 personas)

INGREDIENTES
1 taza de apio, picado
1 taza de rabanitos, picaditos
1 taza de nueces, picaditas
1 taza de cebollines verdes, picaditos

Salsa a gusto

PREPARACION
Mezclar todo en un recipiente y aderezar con la salsa que prefieran.

Propiedades Terapéuticas

En esta ensalada encontramos valiosas vitaminas, minerales y fibras, importante para combatir el estreñimiento, artritis, circulación; ideal en dietas para adelgazar.

$\mathcal{A}$CELGAS SALTEADAS
(Para 4 personas)

INGREDIENTES
1 manojo grande de acelgas
  Agua y sal
1 papa grande, cortada en rodajas
  Aceite de oliva
3 dientes de ajo
  Ramas de albahaca y de perejil
3 cucharadas de aceite de oliva
  Sal a gusto

PREPARACION
Lavar primeramente la acelga, y hervirla durante 10 minutos en agua y sal. Hervir la papa cortada en rodajas. Colar los ingredientes, picar bien el ajo que se le pueden agregar ramas de albahaca y de perejil. Sofreir en aceite de oliva, echar la papa revolviéndola, y por último echar la acelga revolviéndolas. Se puede servir caliente o fría.

Propiedades Terapéuticas

Esta ensalada es ideal para personas con artritis. Programas de adelgazamiento, problemas de gota, presión arterial alta, problemas circulatorios. Regula el metabolismo y el sistema nervioso vegetativo. Es ideal para hemorroides y diversas afecciones de la piel. Los niños son los que más deben de comerlas por sus propiedades beneficiosas de minerales y vitaminas. También para estómagos muy delicados. Personas que necesitan una dosis de potasio extra, la acelga es un tremendo aliado.

ℰNSALADA DE PAPAS Y ZANAHORIAS HORNEADAS
(Para 4 a 6 personas)

INGREDIENTES
½ taza de aceite de oliva
3 papas grandes, peladas y lasqueadas
6 zanahorias grandes, lasqueadas
2 cucharadas de perejil, picado
1 cebolla, cortada en rodajas
¼ taza de agua fría
1 pizca de sal

PREPARACION
En una fuente Pirex o de teflón echar 4 cucharadas de aceite de oliva. Ir acomodando las papas por capas y las zanahorias sucesivamente. Agregándole entre capa y capa perejil y cebolla hasta cubrir la fuente. Salpicando con el aceite. Por último agregar el agua con 1 pizca de sal. Cocinar entre 30 y 40 minutos a 350°F.

Propiedades Terapéuticas

Esta valiosa combinación de papas y zanahorias tiene la virtud de eliminar tóxicos del cuerpo fortaleciendo el sistema inmunológico. Sus propiedades bactericidas como ser en la cebolla ayudan enormemente a esa función. Además de su contenido de pro-vitamina A y vitamina C, sus buenas cantidades de potasio, de magnesio y de hierro hacen de esta ensalada ideal en caso de personas débiles, anémicas o con un estómago delicado.

ℰNSALADA DE HABICHUELAS O CHAUCHAS
(Para 4 personas)

INGREDIENTES

½ kilo de habichuelas
1 papa grande
2 huevos duros, picaditos
   Salsa vinagreta a gusto
4 ramas de cebolla verde, picadas
¼ taza de pasitas de uvas
2 cucharadas de aceitunas, picaditas

PREPARACION

Hervir las habichuelas con la papa, colar, picar los huevos echándolos por encima y aderezar a gusto con una vinagreta. Esparciendo los cebollines picados, las pasitas de uvas y aceitunas.

Propiedades Terapéuticas

También llamadas judías verdes. Sus componentes son valiosos sobre todo en potasio, magnesio, calcio, hierro, pro-vitamina A y vitamina C. Su función terapéutica se basa más sobre todo en su fibra y ésta es muy beneficiosa para las hemorroides o un intestino perezoso. Especial para personas obesas que deseen perder peso y que padecen de hemorroides o estreñimiento crónico.

PIMIENTOS RELLENOS
(Para 4 personas)

INGREDIENTES

4 pimientos
4 cucharadas de aceite de oliva
1 cebolla, picada bien fina
1 diente de ajo, picado
1 taza de arroz, hervido
2 cucharadas de queso parmesano
6 aceitunas, picadas finitas
1 huevo
  Sal y pimienta
2 lascas de pan mojadas en $\frac{1}{4}$ taza de leche
$\frac{1}{4}$ taza de agua

PREPARACION

Elegir los pimientos bien enteros y del tamaño mediano. Quitarle la parte central al pimiento. En una sartén honda mezclar con aceite la cebolla, el ajo, rehogarlos bien y agregar el resto de los ingredientes: arroz, queso parmesano, aceitunas, huevo, sal, pimienta y el pan mojado en la leche bien desmenuzado. Mezclar todo bien, condimentar y rellenar los pimientos. Una vez rellenos se pondrán en una fuente para horno, aceitado y con $\frac{1}{4}$ taza de agua a 350°F durante 1 hora aproximadamente, o hasta que usted vea que los pimientos estén tiernos. Se puede comer frío o caliente o acompañar otras comidas.

Propiedades Terapéuticas

Este plato es una buena fuente de vitamina A, vitamina C, vitamina B_1 y B_2, magnesio, calcio, hierro, etc. Además el pimiento está considerado como beneficioso. Ejerce una función y acción desinfectante a la mucosa gástrica, sobre todo el pimiento picante destruyendo los agentes patogenicos de la fermentación del intestino sin dañar a las colibacterias. Es ideal en caso de reumatismo, neuritis y también como un antiflatulento.

ＥNSALADA DE CALABAZA Y PAPA
(Para 4 personas)

INGREDIENTES

3 tazas de calabaza tierna, hervirla durante 15 minutos
1 papa grande, hervida y cortada en dados
2 zanahorias crudas, rayadas

Salsa a gusto

PREPARACION
Colarla y servirla sobre una fuente plana, rayándole encima las zanahorias, aderezar con la salsa que prefieran.

Propiedades Terapéuticas

Esta ensalada está considerada como laxante. También es una buena ayuda en problemas de hidropesía. Es un buen diurético natural. Es muy conveniente en casos de enfermedades digestivas crónicas. Es antiinflamatoria, especialmente en caso de hipertrofia de la próstata. Muy conveniente para los niños con diarrea por su alto contenido en potasio, fósforo, hierro, magnesio, vitamina A, vitamina C.

$\mathscr{S}$ALSA DELICIOSA PARA ADEREZO

INGREDIENTES
1 parte de aceite de oliva
1 parte de vinagre de manzana
1 parte de agua
3 dientes de ajo, picado
3 ó 4 hojas de albahaca
1 ramita de orégano

Sal y pimienta a gusto

PREPARACIÓN
En partes iguales mezclar todo junto, agregándole sal y pimienta a gusto. Mantener en la nevera.

Propiedades Terapéuticas

Desde hace mucho tiempo se consideró que el vinagre poseía cualidades adelgazantes e hipotensoras. El aceite de oliva es también considerado un buen amigo de arterias flexibles al igual que el ajo.

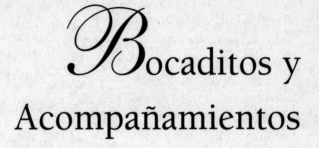

Bocaditos y Acompañamientos

Bocaditos de espinaca
(Para 4 a 6 personas)

INGREDIENTES
2   tazas de espinaca
½   cebolla
     Sal y pimienta a gusto
3   huevos
5   cucharadas de queso parmesano
½   taza de leche o suficiente para mezclar
4   cucharadas de mantequilla
1   taza de harina
1   cucharadita de polvo de hornear

PREPARACION
Picar bien la espinaca y la cebolla. Agregarle la sal y la pimienta. Mezclar los huevos. Agregando la espinaca con el queso parmesano, la leche a la mantequilla y la harina y el polvo de hornear. Después de que todo esté bien mezclado colocar en un molde rectangular que esté bien enmantecado y espolvoreado con harina. Precalentar el horno a 350°F y cocinarlo alrededor de 35 minutos, hasta que esté doradito por encima. Dejar enfriar y cortar en pequeños cuadraditos.

Propiedades Terapéuticas

Su efecto terapéutico ideal es llamado en la anemia hipocrónica, o sea falta de hierro, eczemas, estreñimiento, deficiencia de las glándulas, tuberculosis y enfermedades carenciales. Las virtudes de la espinaca se basan sobre todo cuando es fresca y no recocinada de manera que para mejor utilización de éstas son apenas cocidas.

ℬOCADITOS DE COLIFLOR
(Para 4 a 6 personas)

INGREDIENTES

1   coliflor mediana, previamente hervida 5 minutos
4   cucharadas de aceite de oliva
    Sal y pimienta a gusto
1   diente de ajo, bien picado
1   cebolla entera, bien picada
2   huevos, batidos
4   cucharadas de queso crema agria
½   taza de harina
1   cucharadita de polvo de hornear

PREPARACION

En un recipiente grande mezclar la coliflor bien picada que fue previamente hervida durante 5 minutos. Agregar el aceite, la sal, la pimienta, el ajo, la cebolla, 2 huevos y el queso crema agria. Mezclar todo bien. Por último mezclar la harina, previamente revuelta con el polvo de hornear. Una vez que esté todo bien mezclado, colocar en un molde previamente untado con mantequilla y espolvoreado con harina. Cocinar entre 20 a 25 minutos en 350°F de temperatura. Dejar enfriar y cortar en cuadraditos.

Propiedades Terapéuticas

La coliflor se considera valiosa por la gran cantidad de azufre ejerciendo una influencia beneficiosa sobre el intestino, enfermedades agudas, incluidas las del aparato

digestivo. Recomendada para problemas gastrointestinales, como pólipos, divertículos o cáncer. También se
recomienda en casos de problemas renales y circulatorios.
Su contenido de yodo la convierte en un aliado del hiper-
tiroidismo.

ℬOCADITOS DE ZANAHORIA
(Para 4 personas)

INGREDIENTES
4 tazas grandes de zanahoria, rayada gruesa
½ cebolla, picadita
½ taza de pasa de uvas blancas o negras
   Sal y pimienta a gusto
3 cucharadas de aceite de maíz
½ taza de harina o hasta que la mezcla quede sólida
   suave
1 cucharada de polvo de hornear
3 huevos
¼ taza de leche

PREPARACION
Mezclar todos los ingredientes batiéndolos y uniéndolos bien. Colocar en una bandeja rectangular previamente untada con mantequilla y espolvoreada con harina. Precalentar el horno en 350°F y cocinar entre 25 a 35 minutos o hasta que se vea firme. Dejar enfriar y cortar en lascas. Se puede servir para acompañar carnes.

Propiedades Terapéuticas

Estos bocaditos son ideales en casos de problemas de la vista, llamados comunmente ceguera nocturna. Todo tipo de problemas gastrointestinales como úlceras, gastritis, estreñimiento crónico. Ideal también para una piel sana, en casos de acné, por su buen contenido en pro-vitamina A.

$\mathscr{B}$OCADITOS DE PAPA
(Para 6 a 8 personas)

INGREDIENTES

6 u 8 papas medianas, previamente hervidas y frías
¼ taza de mantequilla, previamente ablandada
1 cebolla, previamente picada
8 cucharadas de crema agria
3 huevos, previamente batidos
4 ó 6 cucharadas de harina
2 cucharadas de polvo de hornear
   Sal y pimienta a gusto
2 cucharadas de perejil, picado

PREPARACION

Cortar las papas. Aparte mezclar todos los ingredientes: la mantequilla, la cebolla, la crema agria, los huevos, la harina, el polvo de hornear, la sal y la pimienta y el perejil. Integrar las papas a esta mezcla; precalentar el horno de 350°F. En un molde redondo enmantecarlo y espolvorearlo con harina. Volcar todos los ingredientes que queden bien cubiertos con la mezcla previamente hecha. Espolvorear con pan rayado y mantequilla por encima. Hornear entre 35 a 45 minutos hasta que esté doradito. Quitar del horno y dejar enfriar. Cortar en lascas y servir.

Propiedades Terapéuticas

Estos bocaditos son ideales en casos de retención de líquido, inflamación del colon, y problemas de la digestión. Su buen contenido de potasio, magnesio y sales minerales lo convierten en el mejor aliado para aquellas personas con trastornos digestivos. La papa tiene propiedades desintoxicantes, revitalizantes y desinflamantes.

$\mathscr{P}$ANQUEQUES DE ZAPAYITO
(Para 6 a 8 personas)

INGREDIENTES
6 zapayitos o suquinis
Leche para unir
$\frac{1}{3}$ taza de harina ó 6 cucharadas
3 huevos, batidos
Sal y pimienta a gusto
$\frac{1}{2}$ cebolla, bien picadita
1 cucharadita de polvo de hornear
Aceite suficiente

PREPARACION
Cortar los zapayitos picándolos, agregar a la mezcla anterior, de la leche con la harina y los huevos, la sal y la pimienta, la cebolla y el polvo de hornear. Mezclarlo bien. En una sartén de teflón, previamente calentada y untada con aceite, ir echando aproximadamente 4 cucharadas de esta mezcla, hasta cubrir la sartén. Dejar que dore de un lado, y darle vuelta al otro hasta dejarlos bien doraditos y así continuar hasta terminar con la mezcla.

Propiedades Terapéuticas

El zapayito al igual que la calabaza reune las mismas propiedades terapéuticas. Es desinflamante. Es recomendada en casos de problemas hepáticos, digestivos, retención de líquido y todo tipo de problemas gastrointestinales, como úlceras, gastritis, colon irritable, estreñimiento crónico. Valioso por sus vitaminas y minerales como el potasio, el calcio, el fósforo y pro-vitamina A y vitamina C.

ZAPAYITOS O SUQUINIS EN SALSA
(Para 6 a 8 personas)

INGREDIENTES

4 cucharadas de aceite de oliva
1 cebolla, picadita
2 dientes de ajo, picaditos
2 cucharadas grandes de perejil, picadito
2 cucharadas grandes de orégano
½ taza de salsa de tomate
1 pimiento, también cortado en lascas
   Sal y pimienta a gusto
6 zapayitos, cortados en ruedas
   Queso mozzarella para cubrir
   Queso parmesano para servir

PREPARACION

En una cacerola con aceite, agregar la cebolla, dorarla, agregar el ajo, el perejil, el orégano y el resto de los ingredientes. Después de estos se agregan los zapayitos, previamente cortados en lascas. Por último antes de servir, cubrir con lascas de queso mozzarella, hornear 10 minutos a 350°F y se sirven espolvoreados con queso parmesano.

Propiedades Terapéuticas

El zapayito al igual que la calabaza reune las mismas propiedades terapéuticas. Es desinflamante. Es recomendada en casos de problemas hepáticos, digestivos, retención de líquido y todo tipo de problemas gastrointestinales, como úlceras, gastritis, colon irritable, estreñimiento crónico. Valioso por sus vitaminas y minerales como el potasio, el calcio, el fósforo y pro-vitamina A y vitamina C.

ℬERENJENAS DELICIOSAS
(Para 4 a 6 personas)

INGREDIENTES

2   berenjenas grandes
    Agua y sal
4   cucharadas de aceite vegetal
1   cebolla grande, picadita
1   diente de ajo
1   pimiento pequeño
2   cucharadas de perejil
    Unas ramitas de albahaca
1   tomate pequeño
2   lascas de pan integral
1   huevo
2   cucharadas grandes de queso parmesano
    Sal y pimienta a gusto

PREPARACION

Cortar las berenjenas por la mitad y hervirlas en agua y sal durante unos 10 minutos, sacarlas y escurrirlas bien. Sofreir en el aceite la cebolla, el ajo, el pimiento, el perejil, la albahaca y el tomate. Separadamente las 2 lascas de pan mezcladas en leche suficiente hasta quedar suavecitas, deshacerlas bien y mezclarlas con el resto, agregar el huevo, el queso parmesano, la sal y la pimienta. Extraer de la berenjena la pulpa, picarla bien y mezclarla a esta preparación. Después de que esté todo esto bien mezclado, rellenar con esto las berenjenas, cubriéndolas con lascas de tomate y espolvorearlas con queso parmesano y pan rayado. Acomodar en una fuente de horno, previamente aceitada y 4 cucharadas de agua. Hornear aproximadamente 30 a 35 minutos en horno de 350°F.

Propiedades Terapéuticas

Los principales componentes de la berenjena, el potasio y la vitamina A. Además de magnesio, calcio, fósforo, azufre, hierro y la vitamina C. Es interesante saber que las berenjenas por su contenido mineral y vitamínico, son ideales en regímenes de adelgazamiento. Ideal también para los diabéticos. La berenjena cocida estimula también la función hepatobiliar recomendada para la artritis y la gota.

ALCACHOFAS DELICIOSAS
(ALCAUCILES)
(Para 4 u 8 personas)

INGREDIENTES

6 a 8 alcachofas
1 cebolla, picada
2 dientes de ajo, picado
1 cucharada de perejil, picado
2 tallos de apio, picaditos
½ taza de aceite de oliva
1 limón, exprimido

PREPARACION

Después de hervir, durante 30 minutos, las alcachofas, escurrirlas y dejar enfriar, quitar las hojas de
alrededor y acomodar en una fuente. Combinar la cebolla
con el ajo, el perejil y los tallos de apio con el aceite y el
jugo de limón, mezclar todo, rociar las alcachofas y servir.

Propiedades Terapéuticas

El alcaucil es considerado como uno de los mejores bene-
factores hepatobiliares, como son una vesícula perezosa,
hepatitis, cirrosis hepática y cualquier otro problema
digestivo. Ayuda a la buena función del páncreas y está
recomendado para los diabéticos como una medicina por
excelencia. Desintoxicante y digestivo. Su contenido en
vitaminas y minerales lo hacen un benefactor de la salud.

El potasio, el calcio, el magnesio, el fósforo, el hierro, el manganeso, la vitamina A y la vitamina C son sus valiosas propiedades.

Utilizar el agua que se usó en su cocción, tomándola como refresco, la que se le agregará el jugo de limón.

REPOLLO RELLENO
(Para 6 a 8 personas)

INGREDIENTES
1 repollo de hojas grandes
2 tazas de arroz, previamente hervido y frío
1 cebolla pequeña, picadita
2 cucharadas de avena integral
4 dientes de ajo, picados
1 cucharada de perejil, picado
1 cucharadita de sal
4 cucharadas de aceite de oliva
2 cucharadas de queso crema agria
2 cucharadas de nueces, picadas

Queso parmesano
Galleta molida
Chorro de aceite de oliva
$\frac{1}{4}$ taza de agua

PREPARACION
Hervir las hojas de repollo unos 10 minutos hasta que estén tiernas. Escurrirlas y dejarlas enfriar. Mezclar con el arroz todos los ingredientes y en cada hoja de repollo poner una cucharada de esta mezcla y enrollarla. Pincharlas con escarbadientes para que se mantengan cerradas. Acomodarlas en una fuente de horno. Una vez acomodadas espolvorear con queso parmesano, galleta molida y el aceite de oliva. Agregar $\frac{1}{4}$ taza de agua en la fuente y cocinar durante unos 15 minutos. Pueden servirse frías o calientes.

Propiedades Terapéuticas

El repollo además de ser un benefactor de todo el aparato gastrointestinal es recomendado para la artritis y las úlceras. También se lo considera muy beneficioso en el caso de retención de líquido por su alto contenido de potasio. Sus componentes como son la clorofila hacen de éste un benefactor de la flora microbiana intestinal. El potasio, el calcio, el magnesio, las vitaminas del complejo B, la vitamina C, la vitamina E y la vitamina K hacen de este delicioso vegetal un buen aliado para todos los enfermos artríticos o hipertensos.

CREMA DE GARBANZOS
(Para 6 a 8 personas)

INGREDIENTES

1 lata de garbanzos aproximadamente (ó 1 taza grande de garbanzos, previamente hervidos con agua y sal)
1 cucharada grande de semillas de sésamo (o avena molida)
2 cucharadas de jugo de limón
¼ taza de aceite de oliva
1 diente de ajo, picado
Sal a gusto
1 tomate, finamente picado
2 cebollines verdes, finamente picados
2 cucharadas de perejil, finamente picado
4 hojas de albahaca, finamente picadas

PREPARACION

Poner en la licuadora los garbanzos sin el agua y la semilla de sésamo, mezclada con el limón y el aceite. Si fuera necesario, agregar unas cucharadas del agua de garbanzo hasta que se mezcle bien y quede pastosa. Tiene que quedar bien pastosa. Agregándole el ajo y la sal. Volver a mezclar hasta que esté suave la pasta. Acomodar la pasta en una fuente de servir y combinar el tomate con los cebollines, el perejil y la albahaca. Rociarla con un poco de limón, aceite y sal. Servir en un recipiente separado esta salsa, para acompañar la crema de garbanzo.

Propiedades Terapéuticas

Esta rica crema es valiosa por su contenido en proteínas, es baja en colesterol y sodio. Es una buena fuente de fibra. Recomendada para problemas del corazón, cansancio crónico, diabetes, además del cáncer para el cual también se recomienda. Todas las legumbres en general tienen propiedades terapéuticas similares. Su contenido en vitamina A la hace muy favorable. El calcio, el hierro, el fósforo y el potasio son sus mejores y más reconocidos nutrientes.

ℰNSALADA TROPICAL
(Para 6 a 8 personas)

INGREDIENTES

1   palta o aguacate mediano
¼   kilo de tofu
8   a 10 champiñones, picados
1   tomate, picado
½   pimiento verde y ½ pimiento amarillo, picado
2   tallos de apio, picado
     Salsa de soya
     Ajo
     Perejil fresco, picado
     Aceite de oliva
     Jugo de limón
     Sal a gusto

PREPARACION

Cortar la palta en cuadraditos, el tofu en cuadraditos, los champiñones en láminas, el tomate, los pimientos y el apio. Condimentar con salsa de soya, ajo, perejil fresco, aceite de oliva y jugo de limón, sal a gusto. Esta ensalada es ideal para acompañar carne o tostadas de pan integral.

Propiedades Terapéuticas

El aguacate como el tofu son dos nutrientes valiosos por su alto contenido en proteínas. Es ideal para personas que están en dietas vegetarianas. Recomendado para personas con circulación muy pobre. Es un reconstituyente de los estados de agotamiento, sobre todo después de haber pasado por enfermedades infecciosas. También estimula la buena función del hígado ayudando a producir más bilis. Es un remedio hepático en caso de ictericia, congestión hepática y formación de cálculos en los conductos biliares. Su contenido de vitaminas como son calcio, fósforo, potasio y vitamina A lo hacen ideales como benefactor del sistema inmunológico. Recomendado también en caso de estreñimiento.

TOMATES RELLENOS
(Para 4 personas)

INGREDIENTES

$\frac{1}{2}$ taza de maíz, desgranado tierno
4 cucharadas de arroz, previamente hervido
$\frac{1}{2}$ zanahoria, rayada
1 huevo duro, picado
$\frac{1}{2}$ cebolla, finamente picada
4 cucharadas de mayonesa
Sal y pimienta a gusto
$\frac{1}{2}$ jugo de limón
4 tomates

Hojas de lechuga
Queso rayado
Perejil picado

PREPARACION

Mezclar el maíz, el arroz, la zanahoria, el huevo y la cebolla con 4 cucharadas de mayonesa, sal, pimienta y jugo de limón. Vaciar 4 tomates medianos, quitándoles el centro. Dejar escurrir. Con la mezcla anterior, rellenar los tomates acomodándolos en una fuente sobre hojas de lechuga. Espolvorear con queso rayado y perejil picado. Mantener en la nevera unos 10 ó 15 minutos antes de servir.

Propiedades Terapéuticas

El tomate posee grandes virtudes por su contenido vita-mínico. Defensor del sistema inmunológico, además por sus componentes energéticos de vitaminas y minerales lo hacen vital y favorable en casos de enfermos crónicos. Lo convierten en un renovador de la sangre. Enfermedades de los riñones, vías circulatorias. Su jugo, al igual que el tomate entero es muy recomendado para los niños. Ayuda a un buen desarrollo de aquellos que necesitan una dosis extra de hierro, cobre, vitamina A, vitamina B y vitamina C.

ℰNSALADA VARIADA DE PASTA
(Para 6 a 8 personas)

INGREDIENTES

$1\frac{1}{2}$ tazas de fideos (coditos o tirabuzones), previamente hervidos
$\frac{1}{4}$ taza de aceitunas negras
$\frac{1}{4}$ taza de aceitunas verdes
  1 taza de champiñones, previamente lasqueados
$\frac{1}{4}$ taza de pimientos morrones verdes y rojos, picaditos
  4 cucharadas de perejil, finamente picado
  4 cucharadas de queso parmesano
     Sal y pimienta a gusto
$\frac{1}{4}$ taza de aceite de oliva
  2 dientes de ajo, finamente picados
  4 cucharadas de vinagre de manzana

PREPARACION

A los fideos previamente hervidos, agregarles las aceitunas negras y verdes, los champiñones y los pimientos morrones verdes y rojos. Mezclándolos bien para que queden separaditos. Espolvorear con el perejil picado y queso parmesano. Aderezar con sal y pimienta, el aceite, el ajo y el vinagre.

Propiedades Terapéuticas

Las pastas forman una tradición muy antigua. Es un alimento muy versátil. Sus propiedades en vitaminas, minerales y proteínas las hacen ideal para personas que necesitan un refuerzo extra en su alimentación. Se recomiendan para aquellas personas que hacen trabajos muy pesados o fuertes, o deportistas que gastan mucha energía. Ideal para los niños en el proceso de desarrollo. Sus valiosas fuente de vitaminas las hacen muy recomendable en aquellos que han pasado por traumas quirúrgicos.

Harina de maíz con atún
(Para 4 a 6 personas)

INGREDIENTES

2 tazas de agua (o un poco más)
1 cucharadita de sal
2 cucharadas de aceite de girasol o de oliva
1 taza de harina de maíz
½ taza de atún en agua, desmenuzado
½ taza de queso mozzarella
¼ taza de queso parmesano

PREPARACION

En una cacerola poner el agua con la sal y 1 cucharada del aceite. Cuando hierva, volcar poco a poco la harina
de maíz y revolver constantemente hasta que esté bien
mezclada y quede suave. Tapar y dejar a fuego muy lento
por 15 minutos de cocción. Destapar y en una fuente
mediana para hornear, verter la mitad de la preparación
extendiéndola con una espátula. Agregar el atún desmenuzado, extendiéndolo en toda la fuente. Cubrir con el
resto de la harina de maíz, cubrir con el queso mozzarella
y el queso parmesano. Llevar al horno a 350°F por unos
10 minutos. Sacar del horno y servir.

Propiedades Terapéuticas

El maíz ha sido considerado un alimento muy importante
por su gran valor nutritivo en vitaminas y minerales como

son el hierro, el potasio, el magnesio, el calcio, el sodio, pro-vitamina A y vitamina C. Contribuye a la buena circulación, buena función cardiaca y renal. Lo hace un aliado de una circulación pobre, mejorándola. Se recomienda en niños, ancianos y en personas con problemas digestivos.

ᏬRROZ AL CHAMPIÑON
(Para 4 a 6 personas)

INGREDIENTES

2   tazas de agua
4   cucharadas de aceite de oliva
1   pizca de azafrán
    Sal a gusto
1   taza de arroz
1   zanahoria, lasqueada
½   cebolla, picada
1   taza de champiñones u hongos, lasqueados
1   diente de ajo, machacado
2   cucharadas de queso parmesano, rayado

PREPARACION

En una cacerola con el agua verter el aceite, el azafrán y la sal. Una vez que esté el agua hirviendo, verter el arroz y los vegetales. Por los últimos 10 minutos antes de la cocción final del arroz echar los champiñones. Mantenerlo a fuego lento hasta que el arroz esté tierno. Al servirlo se puede esparcir con queso parmesano.

Propiedades Terapéuticas

Este rico plato está indicado para acompañar otros alimentos como pescado, carnes o cordero. Por su valor nutricional es recomendado en caso de dietas de bajas calorías, control del colesterol y problemas estomacales.

$\mathscr{P}$ASTA DE FRIJOLES NEGROS O FRIJOLES ROJOS
(Para 4 a 6 personas)

INGREDIENTES

1   lata de frijoles en agua (o previamente hervidos)
2   tomates, picados
½   pimiento rojo
2   dientes de ajo
1   cucharadita de sal
    Pimienta a gusto
2   cucharadas de aceite de oliva
1   pizca de azúcar

PREPARACION

Los frijoles que estén bien tiernos. Quitar el agua sobrante y pasarlos con un prensapapas para hacer un puré de frijoles. Cuando ya estén semideshechos, agregar el resto de los ingredientes y hervir de 5 a 10 minutos más.

Propiedades Terapéuticas

Cada una de las legumbres tiene propiedades muy valiosas para la salud, contribuyendo de esa manera a mejorarla. Los frijoles son una fuente de proteínas. Especialmente indicado en casos de personas que necesitan una cantidad extra de energía. Sus componentes del complejo B, hierro, vitaminas y minerales lo hacen ideal para personas anémicas, con cansancio crónico, colesterol alto, problemas circulatorios.

ARROZ CON CARNE
(Para 6 a 8 personas)

INGREDIENTES

4 cucharadas de aceite
½ tomate, pelado y picado
½ cebolla, picada
4 dientes de ajo, machacados
6 a 8 pedazos de carne troceada, bien limpia y sin grasa
2½ tazas de agua
1 taza de arroz
4 lascas de fruta bomba o papaya o 4 lascas de piña o ananá
½ cucharada de perejil, picado
½ cucharada de albahaca, picada
Sal y pimienta a gusto

PREPARACION

En una cazuela sofreir en el aceite el tomate, la cebolla y el ajo, agregándole la carne. Verter el agua caliente, taparla, dejando que se cocine a fuego muy lento por unos 10 minutos. Agregando los restos de la piña u otra fruta. Por último agregar el arroz y el perejil, la albahaca y sal y pimienta a gusto sin revolver. Tapar la cacerola y si fuera necesario agregar algo más de agua. Cocinar hasta que el arroz esté tierno.

Propiedades Terapéuticas

Las proteínas son vitales y fundamentales para una buena regeneración celular. Este es un plato indicado para personas que realizan trabajos fuertes. Una valiosa fuente de vitaminas y minerales.

ARROZ CON CALAMARES
(Para 4 personas)

INGREDIENTES
3 cucharadas de aceite de oliva
1 cebolla pequeña, picada
2 dientes de ajo, picados
$\frac{1}{2}$ tomate, picado
$\frac{1}{2}$ pimiento, picado
$2\frac{1}{4}$ tazas de agua
1 taza de arroz
1 lata de calamares en su tinta
Sal y pimienta a gusto

PREPARACION
Sofreir en el aceite la cebolla, el ajo, el tomate y el pimiento. Cuando esté doradito, agregar el agua juntamente con el arroz. Dejar cocinar y cuando esté tierno, antes de estar cocinado totalmente, verter el contenido de una lata de calamares en su tinta. Revolver mezclando con el arroz, cocinar otros 5 minutos más, aderezar con sal y pimienta a gusto y servir.

Propiedades Terapéuticas

Este es un plato sabroso que aporta suficiente calcio, hierro, vitaminas, proteínas y minerales. Recomendado para evitar la osteoporosis, problemas musculares, decaimiento y anemia.

ARROZ A LA NUEZ
(Para 4 personas)

INGREDIENTES

2¼ tazas de agua
4 cucharadas de aceite de oliva
Sal y pimienta a gusto
1 taza de arroz
¼ taza de nueces, bien picadita
1 diente de ajo, machacado
½ cebolla, bien picada
2 zanahorias, cortaditas en rodajas
4 ó 6 hojas de albahaca
1 ramito de perejil, picado

PREPARACION

En un cazuela verter el agua y cuando esté rompiendo el hervor echar el aceite, la sal, la pimienta y el arroz. A los 20 minutos aproximadamente cuando el arroz esté tierno, agregar las nueces, el ajo, la cebolla y las zanahorias. Por último agregar la albahaca y el perejil picado.

Propiedades Terapéuticas

Este plato de arroz es un buen aporte del complejo B, vitaminas y minerales haciéndolo ideal para personas con estómagos delicados y cansancio crónico, siendo una buena fuente de nutrientes ayudando a recuperar las energías.

Pastas

Las pastas son nutrientes importantes en la composición química. Nos permiten nutrir y vivir mejor y se han considerado que son nutrientes bastante completos ya que tienen proteínas, los hidratos de carbono y las grasas. Esta clasificación se ha hecho según las diferentes características químicas. Todos estos nutrientes cumplen diferentes funciones. La proteína tiene una función reparadora — repara los tejidos, mientras que los hidratos de carbono son la fuente de energía de los músculos y del cerebro. En cuanto a las grasas tienen la función de reserva y energía cuando el alimento falta. De modo que la mayoría de los alimentos están compuestos por dos o tres de los nutrientes, aunque por lo general predominan alguno de ellos, como las proteínas que predominan en los alimentos de origen animal, los hidratos de carbono en aquéllos que son de origen vegetal y las grasas pueden ser animales o vegetales como en el caso de los aceites, etc.

En el caso de las pastas, si queremos saber la cantidad de calorías que tiene un alimento es importante conocer la composición química. Por ejemplo, un vaso de leche de 6 onzas tiene entre 4 y 5 gramos de hidrato de carbono, 3 gramos de proteína y 3 de grasa. Es decir 70 calorías aproximadamente. El hombre siempre necesita más calorías que la mujer, sobre todo si hace un trabajo pesado como los que trabajan en construcción, en puertos o cargando cajas, trabajos que requieren un intenso esfuerzo físico pueden llegar a necesitar hasta 4,000 calorías diarias, mientras que el hombre que trabaja en un escritorio haciendo un trabajo liviano pero con esfuerzo mental puede necesitar entre 2,500 a 3,000 calorías.

En el caso de la mujer, si está haciendo un trabajo pesado, puede necesitar unas 2,500 a 3,000 calorías. En cambio la mujer que hace un trabajo sedentario puede necesitar entre 1,500 a 2,000 calorías.

Es importante tener en cuenta que la primera comida, o sea el desayuno, debe de ser el alimento verdaderamente fuerte. Y hay un viejo dicho que nos recuerda que primero en el desayuno comeremos como reyes, segundo almorzaremos como príncipes y tercero cenaremos como mendigos. Yo considero que ésas son las reglas del éxito y de la salud, o por lo menos así lo ha sido para mi porque me desayuno bien, almuerzo bastante bien pero ceno ligeramente.

Cada 100 gramos de pasta dependiendo de la salsa que se le ponga o los condimentos que se le pongan puede variar entre 200 a 500 calorías. Como vemos un buen plato que satisface el apetito aún de la persona más exigente puede llegar a ser lo suficientemente bajo en calorías como para tener los alimentos adecuados para una persona que le gusta comer bien.

Por otro lado el tiempo de cocción generalmente varia entre los 10 a 18 minutos, o sea que es un alimento bastante rápido de cocinar. Mientras las pastas se hierven se pueden hacer unas salsas ligeras a base de aceite y ajo y por otro lado saludables.

Los acompañantes más comunes además del aceite de oliva y ajo pueden ser el tomate. El tomate se considera uno de los mejores acompañantes que puedan tener las pastas, y estos son considerados como una combinación simple y casi perfecta, ya que la pulpa del tomate además unida al ajo, los pimientos y la cebolla pueden dar un sabor y un toque muy especial a cualquier tipo de pasta.

Las hierbas que también son toques que se consideran componentes de muchas salsas, como el orégano, la mejorana o el estragón o el curry, la cebolla o el azafrán, las alcaparras, el perejil, la pimienta, el romero, la salvia son todas hierbas y condimentos que pueden ser parte muy útiles en la cocción y el toque especial que se le pueda dar a las pastas.

Otros de los elementos esenciales que considero muy deliciosos son los quesos en su amplia variedad, como las cremas. Las cremas si bien junto con la mantequilla puede ser un sabroso condimento, sabemos que las calorías que se le agregan pueden ser bastantes, además el alto contenido de colesterol que hacen que su utilización sea mucho más limitada. Pero tomada en pequeñas cantidades podemos utilizarlas sin complejos y sin temores, al igual que los quesos. Por ejemplo, el queso parmesano es uno de los más indicados para las pastas ya que le da un sabor muy especial y además mejora siempre la calidad y el gusto de cada plato de pasta. Generalmente el queso se puede comprar ya rayado, no es el consejo que doy, yo prefiero el queso parmesano y rayarlo en el momento que se va a utilizar; tiene mucho mejor sabor y por otro lado da una sensación de algo mucho más fresco.

La cocción es sumamente importante aunque ya habíamos hablado anteriormente, pero teniendo en cuenta que la pasta se multiplica tenemos que calcular que por ejemplo medio kilo de pasta, o sea 500 gramos de pasta, seca, necesita de 3 a 5 litros de agua hirviendo con un chorrito de aceite para que no se peguen y sal de lo contrario quedaría pegajosa y aglutinada.

En el momento en que el agua esté hirviendo, es el adecuado para introducir las pastas. Nunca se debe de tapar la olla. El tiempo de cocción varia de una pasta a la otra, pero es recomendable que esto se calcule siempre a los 10 minutos, sacando una de las pastas. Probar para ver si está lo suficientemente cocida.

Si estamos hablando de la pasta cabello de angel, por ejemplo, o de pastas muy finas, como los espaguetis, o el babette o el fettuccini, posiblemente se van a cocinar mucho más rápidos que por ejemplo la lasagna. Así, es que tenemos que tener en cuenta el tamaño del fideo, si son fideos cortos o largos o en roscas o si son los mostacholes o los macarrones o en fin. El fideo que usted vaya a elegir depende también el tiempo de cocción. Lo importante es chequearlo al rato de haberlo introducido cuando ya se vea que el fideo está blandito.

Es conveniente mantener la fuente donde van a ser servidos los fideos en una parte tibia, aprovechando mientras tanto la cacerola donde estamos haciendo el condimento, ya sea el ajo con los tomates y la cebolla o sea en otras palabras las salsas, echando un poco en la fuente antes de volcar en ella los fideos calientes y luego terminar de echar el resto de la salsa condimentándola con el queso rayado por encima.

REFERENTE A LAS PASTAS

Si bien la mala fama que tienen las pastas como engordantes, queremos aclararle aquí, que cada plato de pastas llamemos un plato común normal puede tener unas 150 calorías solamente, si hablamos de espaguetis, de linguini o de cualquier pasta semejante. Los análisis demuestran que una taza de pastas puede tener minerales como manganeso, hierro, fósforo, cobre, magnesio y zinc. Las pastas son muy versátiles y son recomendadas inclusive en personas que pretendan perder peso, siempre y cuando las salsas que elijan no sean las más engordantes. Lo que tenemos que tener en cuenta que como carbohidrato al fin es un alimento energetizante que ayuda al sistema a mantenerse con energía por muy buenas horas. Así que ahora vamos a tratar las salsas que acompañarán a distintas pastas. Sus recetas rápidas, ricas en sabor y nutrientes hacen de todos estos platos una valiosa fuente de vida y salud. Solo espero que los pruebe y los disfrute.

$\mathscr{S}$ALSAS PARA ESPAGUETIS O PASTAS
(Para ¹/₂ kilo de fideos)

INGREDIENTES
- 4 dientes de ajo
- 4 tomates grandes maduros
- 1 hoja de albahaca fresca
- 30 aceitunas negras, descarosadas
- Sal y pimienta a gusto
- 4 cucharadas de aceite de oliva

Fideos a gusto, previamente hervidos

PREPARACION

Picar todos los ingredientes. Llevarlos a una cacerola con el aceite. Rehogar unos 10 a 15 minutos. Separadamente hervir los fideos a gusto y condimentar con esta salsa.

INGREDIENTES PARA SALSA SENCILLA
- 4 dientes de ajo
- 4 tomates
- 4 cucharadas de aceite de oliva
- ¹/₂ vaso de vino blanco
- 2 hojas de laurel
- 1 puñadito de aceitunas verdes y negras, picaditos
- 100 gramos de mozzarella, cortada en daditos
- Queso parmesano

Fideos a gusto, previamente hervidos

PREPARACION

Picar el ajo y los tomates. Rehogarlos en aceite. Agregarle el vino blanco, las hojas de laurel —*quitar las hojas de laurel antes de licuar*— las aceitunas, la mozzarella, cortada en daditos que se agregarán cuando la salsa ya esté rehogada por unos 10 minutos. Hervir previamente los fideos a gusto, agregándoles la salsa revolver. Espolvorear con un poco de queso parmesano para servir.

Propiedades Terapéuticas

Como la mayoría de los vegetales en el caso de las salsas son ingredientes como el tomate, el ajo, etc., lo convierten en una buena fuente de pro-vitamina A y vitamina C. Estas son bajas en calorías e ideal para acompañar cualquier tipo de pastas. Recomendado especialmente para personas que padecen decaimiento, cansancio crónico, etc.

$\mathscr{S}$ALSA DE TOMATES Y PIMIENTOS
(Para ¹/₂ kilo de fideos)

INGREDIENTES
5 cucharadas de aceite de oliva
1 ají rojo sin semilla, picado
4 tomates, pelados y picados
½ cebolla, cortada y picada
4 dientes de ajo, picados
Perejil, picado
Queso rayado

Pasta a gusto, previamente hervida

PREPARACION
Sofreir en al aceite de oliva, el ají, los tomates, la cebolla y el ajo agregándole ½ cucharón de agua caliente, dejar que se evapore y servir con la pasta elegida previamente hervida, acompañándola con perejil picado y queso rayado.

Propiedades Terapéuticas

Esta salsa es exquisita en sus propiedades y su contenido de pro-vitamina A, vitamina C, zinc, potasio, magnesio. Se recomienda en casos de personas con retención de líquido, además estómago delicado, siempre que no sea sensible al pimiento que pudiera ser un poquito indigesto en algunos casos.

$\mathscr{S}$ALSA DE ESPINACA
(Para $^3/_4$ kilo de fideos)

INGREDIENTES
½ cebolla, picada
6 cucharadas de aceite de oliva
4 dientes de ajo, machacados
6 filetes de anchoas, picaditos
2 tazas de espinaca, previamente hervida o fresca, picada
1 ramito de perejil, picado

Pasta a gusto
Queso rayado
Mozzarella

PREPARACION
Agregarlos en una sartén la cebolla, el aceite, el ajo, las anchoas, la espinaca y el perejil. Dejar cocinar durante unos 10 minutos. Cocinar la pasta en abundante agua salada, colar y condimentar con esta salsa de espinaca revolviéndola bien, agregándole queso rayado y por último mozzarella horneándolo por 5 minutos hasta que esté se derrita y servir.

Propiedades Terapéuticas

En esta salsa encontramos vitamina A, vitamina C, el hierro, el zinc, el calcio; muy recomendada para personas anémicas, artríticas o con osteoporosis.

$\mathscr{S}$ALSA DE CHAMPIÑONES U HONGOS
(Para ¹/₂ kilo de fideos)

INGREDIENTES

6 cucharadas de aceite de oliva
2 dientes de ajo, machacados
2 tazas de champiñones u hongos al natural, cortados
   en lasquitas
¹/₂ cebolla, picadita
¹/₂ taza de vino blanco o caldo de verduras
1 cucharada de maicena
2 cucharadas de perejil, picado

Pasta a gusto
Queso fresco

PREPARACION

Rehogar en el aceite el ajo, los champiñones, la cebolla y cuando estén tiernos se le agrega el vino blanco y la maicena y el perejil. Revolver hasta que la salsa se espese. Agregándole por último sal y pimienta fresca. Hervir la pasta en abundante agua salada, colar, colocar en una fuente, mezclar bien y servir caliente agregándole la salsa. Y por último rayar queso fresco y servir.

Propiedades Terapéuticas

Esta rica salsa es ideal para casos de estómago delicado y para convalecientes.

$\mathscr{S}$ALSA DE COLIFLOR
(Para 1 kilo de fideos)

INGREDIENTES
4   cucharadas de aceite de oliva
3   dientes de ajo, machacados
1   ramita de albahaca, picadita
1   tomate fresco, triturado
1   coliflor, previamente hervida y picada
½   vaso de vino blanco
    Sal y pimienta a gusto

    Fideos a gusto
    Perejil picado
    Queso rayado

PREPARACION
Freir en el aceite el ajo con la albahaca y el tomate.
Agregarle por último la coliflor con el vino blanco, la sal y
la pimienta. Separadamente hervir en abundante agua salada los fideos que hayan elegido, agregándole esta salsa,
revolverlo y por último agregarle el perejil picado, el
queso rayado y servir.

Propiedades Terapéuticas

Esta rica salsa es conocida por sus propiedades anti-
cancerígenas. Sus valiosos nutrientes la convierten en un
defensor del sistema inmunológico.

$\mathscr{S}$ALSA CON ATÚN
(Para ¹/₂ kilo de fideos)

INGREDIENTES
 4 dientes de ajo, machacados
 6 cucharadas de aceite de oliva
 4 cucharadas de vino blanco
 1 lata de atún en agua
15 a 20 aceitunas, picaditas
   Sal y pimienta fresca a gusto

   Pasta a gusto
   Jugo de limón
   Queso parmesano rayado

PREPARACIÓN
Rehogar el ajo, luego se le agrega el resto de los ingredientes. Separadamente, hervir la pasta, colar y escurrir. Volcar la pasta en la sartén donde se hizo la salsa del atún, agregándole un chorrito de jugo de limón y queso parmesano rayado y servir.

Propiedades Terapéuticas

Es una buena salsa recomendada especialmente para personas que han pasado por traumas de accidentes, cirugía, posparto. La convierten en un nutriente muy completo junto con las pastas por su elevado valor en proteínas. Sus vitaminas y minerales como el calcio, el yodo, el hierro.

$\mathscr{S}$ALSA DE VEGETALES
(Para $^1/_2$ kilo de fideos)

INGREDIENTES
4 dientes de ajo, machacados
6 cucharadas de aceite de oliva
3 zanahorias, rayadas
2 tomates peritas, cortados en lascas
1 taza de alverjas o pitipua verdes frescas
10 ó 15 aceitunas, peladas y cortadas en lascas
6 a 8 champiñones, cortados en lascas
$^1/_2$ vaso de vino o caldo de pollo
Sal y pimienta

Pasta a gusto
Perejil picadito

PREPARACION
Rehogar en la cacerola el ajo, y luego se le agrega el resto de los ingredientes. Sofreir por unos 10 minutos, nada más. Cocinar la pasta separadamente, colar y escurrir. Mezclar la salsa revolviéndolo todo y por último decorar o espolvorear con perejil picado.

Propiedades Terapéuticas

Esta salsa liviana se recomienda para estómagos delicados, personas con problemas digestivos. Para niños en proceso

de crecimiento y desarrollo es ideal por sus buenas cualidades nutricionales. Sus componentes en proteínas y carbohidratos la convierten en un buen plato de energía y
vitalidad. Sus valiosas vitaminas como A, B y C hacen de
esta salsa un alimento delicioso y nutritivo.

$\mathscr{S}$ALSA DE CREMA AGRIA
(Para ¹/₂ kilo de fideos)

INGREDIENTES
2 dientes de ajo, machacados
4 cucharadas de mantequilla
1 taza de crema agria
4 cucharadas de leche (opcional)
2 cucharadas de perejil, picado

Pasta a gusto
2 cucharadas de queso parmesano
2 cucharadas de queso mozzarella, rayada

PREPARACION
Rehogar el ajo en la mantequilla sin que se dore. La mantequilla tiene que quedar clara. Agregándole la crema agria, revolviendo constantemente hasta que quede casi líquida. Agregarle si fuera necesario las cucharadas de leche para que quede suave. Por último agregarle el perejil. Cocinar la pasta en abundante agua salada, colar. Mezclar los espaguetis o pasta en la salsa de crema revolviéndolos bien, agregándole el queso parmesano y el queso mozzarella. Colocar en el horno a 350°F durante 10 minutos o menos hasta que la mozzarella se haya derretido un poco y servir.

Propiedades Terapéuticas

Con excepción de personas que pueden ser alérgicas a la lactosa o a los derivados de la leche, esta salsa aporta muy buenos nutrientes para el decaimiento físico y el cansancio crónico. Esta salsa provee gran cantidad de calcio indicado para la osteoporosis, debilidad de las uñas y los huesos. Su buena dosis de vitamina A la convierte en una defensora del sistema inmunológico.

$\mathscr{S}$ALSA DE ALBAHACA
(Para $^1/_2$ kilo de fideos)

INGREDIENTES
- 6 cucharadas de aceite de oliva
- 3 dientes de ajo, machacados
- $^1/_4$ taza de vino blanco
- 4 cucharadas de crema agria
   Sal y pimienta a gusto
- 4 cucharadas de albahaca fresca, picada
- 1 cucharada de perejil fresco, picado

Pasta a gusto
Queso parmesano

PREPARACION
Rehogar en el aceite el ajo, agregándole el vino, la crema agria y el resto de los ingredientes. Cuando comience a hervir, quitar del fuego. Separadamente hervir la pasta, colarla y agregar la crema de albahaca. Rayar el queso parmesano por encima y servir.

Propiedades Terapéuticas

La albahaca se considera valiosa por sus cualidades anti-gases. Personas con digestión lenta, padecimientos de gases esta rica salsa puede ayudarles a evitar los flatos tan comunes en personas con problemas digestivos.

$\mathscr{S}$ALSA DE COLIFLOR
(Para ½ kilo de fideos)

INGREDIENTES
Fideos a gusto
¼ coliflor, cortada en pedacitos
4 zanahorias, cortadas en rueditas
½ taza de aceite de oliva
4 dientes de ajo, machacados
Sal y pimienta a gusto
Queso rayado

PREPARACION
Hervir los fideos de acuerdo a la cantidad de personas, aproximadamente ½ kilo da para 4 personas de 4 a 6 raciones. Incorporar junto con los fideos la coliflor y las zanahorias. Cuando la pasta esté tierna, colar todo junto y verterlo en una sartén donde estén el aceite junto con el ajo previamente rehogado. Mezclar todo bien y agregar la sal y la pimienta a gusto. Por último agregarle el queso rayado.

Propiedades Terapéuticas

Su valioso contenido en vitaminas especialmente la A y la coliflor es considerada un poderoso anticancerígeno. Esta salsa es recomendada para aquellas personas con antecedentes de esta naturaleza.

$\mathscr{S}$ALSA RICA
(Para $1/_2$ kilo de fideos)

INGREDIENTES

$1/_2$ taza de aceite de oliva
4 dientes de ajo, machacados
1 tomate mediano, cortado en lascas
$1/_2$ pimiento rojo, picado pequeñito
$1/_2$ pimiento verde, picado pequeñito
$1/_2$ cebolla, bien picada
$1 1/_2$ tazas de hongos, cortaditos en lascas
2 zanahorias, rayadas
Sal y pimienta a gusto
$1/_4$ taza de vino rosado o blanco

Fideos a gusto, previamente hervidos

PREPARACION

En una cazuela honda, rehogar en el aceite el ajo, el tomate, los pimientos, la cebolla, los hongos y las zanahorias. Condimentar con la sal y la pimienta. Por último agregar el vino y cocinar a fuego lento 15 ó 20 minutos. Hervir los fideos y cuando estén tiernos colar y mezclar con la salsa.

Propiedades Terapéuticas

Es una buena fuente de pro-vitamina A, vitamina C, complejo B, niacín, contribuyendo con el sistema inmunológico. Especial en casos de anemias, cansancio, falta de energías.

$\mathscr{S}$ALSA DE SALMON
(Para $^3/_4$ kilo de fideos)

INGREDIENTES
4 cucharadas de aceite de oliva
4 dientes de ajo, bien picados
½ cebolla, picada bien fina
½ cucharada de perejil, picado
½ cucharada de albahaca, picada
½ taza de crema de leche
4 cucharadas de leche
  Sal y pimienta a gusto
1 lata de salmón, 150 gramos, troceados

Tallarines o fideos, previamente hervidos
Queso parmesano

PREPARACION
Rehogar en al aceite el ajo y el resto de los ingredientes y agregar por último el salmón. Volcar la mezcla o preparación de la salsa sobre los tallarines o fideos, mezclarlos bien y rociar con queso parmesano.

Propiedades Terapéuticas

Esta rica salsa con salmón tiene propiedades valiosas especialmente por el omega³ que contribuye a prevenir problemas cardiacos. Ideal para personas con artritis y que necesitan una dosis extra de energía por varias horas. Es un buen suplemento por su contenido en vitaminas y proteínas.

SALSA DE SARDINAS
(Para ½ kilo de fideos)

INGREDIENTES

4　cucharadas de aceite de oliva
4　dientes de ajo, machacados
½　cucharada de perejil, picado
½　cucharada de albahaca, picada
½　vaso de vino blanco
8　sardinas, bien picaditas
½　cebolla, bien picadita
　　Sal y pimienta a gusto

Fideos a gusto, previamente hervidos
Queso rayado o queso parmesano

PREPARACION

Rehogar en el aceite el ajo y el resto de los ingredientes por 10 minutos o hasta que los ingredientes estén suaves y tiernos. Volcar la salsa en una fuente con los fideos revolviéndolo bien y agregándole por último el queso rayado o queso parmesano.

Propiedades Terapéuticas

Como todos los frutos del mar, las sardinas tienen un aporte valioso especialmente en casos de osteoporosis. Su aporte de calcio ayuda enormemente con la dosis que un adulto requiere. A su vez también está indicado para aquellas personas con artritis, problemas circulatorios, decaimiento. Su bajo contenido en grasa contribuye al control del colesterol.

$\mathscr{F}$IDEOS A GUSTO
(Para ¹/₂ kilo de fideos)

INGREDIENTES

4 cucharadas de aceite de oliva
4 dientes de ajo, machacados
2 tomates frescos, cortados en lascas
2 cucharadas de perejil, picado
1 cucharada de albahaca, picada
   Fideos a gusto, previamente hervidos (al dente)
1 taza de crema de leche
   Queso mozzarella para cubrir

PREPARACION

Sobre una molde rectangular rociarla con el aceite, el ajo, las lascas de tomate esparcidas en la base, el perejil y la albahaca. Encima de esta preparación, volcar los fideos. Rociarlos con crema de leche y el queso mozzarella. Hornear en horno fuerte a 350°F entre 15 a 20 minutos o hasta que el queso quede totalmente derretido y un poco doradito.

Propiedades Terapéuticas

Su aporte de pro-vitamina A, vitamina C, proteínas hacen de este plato ideal en personas que consumen pocas carnes. Muy recomendable en caso de decaimiento, personas con trabajos de mucho stress.

$\mathscr{S}$ALSA DE JAMON
(Para ¹/₂ kilo de fideos)

INGREDIENTES
4 cucharadas de aceite de oliva
4 dientes de ajo, picaditos
8 lascas de jamón cocido, bien picaditas
2 cucharadas grandes de perejil, picadito
1 cucharada de albahaca, picadita
¼ vaso de vino blanco
    Sal y pimienta a gusto

Fideos a gusto
Queso parmesano

PREPARACION
Freir en el aceite el ajo, añadiendo el resto de los ingredientes. Cocinar a fuego lento 10 a 15 minutos. Después de que la salsa esté preparada, verterla sobre los fideos y servir esparciéndole queso parmesano.

Propiedades Terapéuticas

Este plato es ideal para aquellas personas que hacen trabajos forzados, deportistas o niños en edad de desarrollo. Es un plato muy completo y reune los requisitos por sus propiedades fortalecedoras en vitaminas, minerales y proteínas.

$\mathscr{S}$ALSA SIMPLE
(Para ¹/₂ kilo de fideos)

INGREDIENTES
4 cucharadas de aceite de oliva
4 dientes de ajo, picaditos
4 tomates, pelados y sin semillas, bien picados
Sal y pimienta a gusto

Fideos a gusto, previamente hervidos

PREPARACION
Freir en el aceite el ajo, agregándole el resto de los ingredientes, si fuera necesario agregarle de 3 a 4 cucharadas de agua, cocinar por 10 ó 15 minutos, volcarlo sobre los fideos.

Propiedades Terapéuticas

Esta sencilla salsa es recomendable para personas de estómagos delicados, convalecientes, personas con presión arterial alta. Su contenido nutricional en vitamina A, vitamina C, complejo B y proteínas hacen de ella un valioso conjunto en nutrientes.

$\mathscr{S}$ALSA DE AJO
(Para ¹/₂ kilo de fideos)

INGREDIENTES
¹/₂ vaso de vino blanco
8   dientes de ajo, picaditos
Jugo de ¹/₂ limón
4   cucharadas de aceite de oliva

Fideos a gusto, previamente hervidos
Queso mozzarella

PREPARACION
En una licuadora se incorporará el vino blanco, el ajo, el jugo de limón y 2 a 4 cucharadas de aceite de oliva y cocinar a fuego lento 5 minutos. Se volcará esta preparación sobre los fideos. Se cubre la fuente con queso mozzarella. Se hornea por unos 10 minutos hasta que el queso quede completamente derretido.

Propiedades Terapéuticas

Este riquísimo plato a base de ajo es recomendado para aquellas personas con problemas de parásitos intestinales, gases, estreñimiento. Ayuda a los gases limpiándolos de toda bacterias nocivas. Además de ser un antibiótico natural por excelencia es recomendado en personas que padecen de diarrea por causa de problemas o infecciones gastrointestinales. El ajo es un valioso bactericida y antibiótico natural.

$\mathscr{S}$ALSA VERDE
(Para $^1/_2$ kilo de fideos)

INGREDIENTES
4 dientes de ajo, picaditos
4 cucharadas de aceite de oliva
1 taza de espinaca fresca, picadita
$^1/_2$ taza de crema agria
Sal y pimienta a gusto

Fideos a gusto, previamente hervidos
Queso a gusto

PREPARACION
Rehogar el ajo en el aceite, agregándole la espinaca con el resto de los ingredientes. Dejar cocinar durante unos 10 minutos. Volcar sobre los fideos y servir con abundante queso.

Propiedades Terapéuticas

Aunque mucho se ha hablado de la espinaca y de sus propiedades, en realidad su mayor valor nutricional reside en el fluor, la vitamina C y vitamina A y hierro, pero su verdadero valor reside en sus fibras que se recomiendan en caso de estreñimiento crónico por ser un suave laxante natural. Es un plato rico recomendado en casos de inapetencia, cansancio crónico, estreñimiento.

SALSA DE PIMIENTOS
(Para ¹/₂ kilo de fideos)

INGREDIENTES
4 cucharadas de aceite de oliva
4 dientes de ajo, picaditos
1 pimiento verde, picadito
1 pimiento rojo, picadito
1 cebolla, picadita
1 cucharada de alcaparras
  Sal y pimienta a gusto

Fideos a gusto, previamente hervidos

PREPARACION
Sofreir en el aceite el ajo, agregando el resto de los ingredientes. Cocinar a fuego lento unos 10 minutos. Verter sobre los fideos, mezclándolos bien.

Propiedades Terapéuticas

El pimiento es un aliado de la salud, especialmente en casos donde la carencia de vitamina A está presente. El betacaróteno conjuntamente con la vitamina C son buenas fuentes nutricionales para prevenir catarros, problemas circulatorios de hipertensión, retención de líquido, venas varicosas.

$\mathscr{S}$ALSA ROSADA
(Para 1 kilo de fideos)

INGREDIENTES
4 dientes de ajo, picaditos
4 cucharadas de aceite de oliva
4 tomates grandes, pasados por la licuadora
½ taza de crema agria
¼ taza de crema de leche
4 cucharadas de queso parmesano
Sal y pimienta a gusto

Fideos a gusto, previamente hervidos

PREPARACION
Rehogar el ajo en el aceite, mezclándole el tomate. Cuando éste se haya cocinado durante unos 10 a 15 minutos, agregar la crema agria y la crema de leche, cocinar 5 ó 10 minutos más y retirarla del fuego. Volcar esta salsa sobre los fideos.

Propiedades Terapéuticas

Esta saludable salsa aporta vitamina A, vitamina C, calcio, hierro. Es un buen aliado para mujeres que estén amamantando y necesitan una dosis extra de calcio. Para niños y adolescentes. Si fuera alérgico a la lactosa evitar esta salsa.

$\mathscr{S}$ALSA DE VEGETALES
(Para ¹/₂ kilo de fideos)

INGREDIENTES
4 dientes de ajo, picaditos
4 cucharadas de aceite de oliva
4 cucharadas de cebollín, picaditos
4 ramas de apio, picaditas
4 zanahorias medianas, picaditas
1 taza de queso mozzarella, cortada en cuadritos
   Sal y pimienta a gusto
¹/₄ taza de agua o vino blanco

   Fideos a gusto
   Queso a gusto, cortado en cuadritos

PREPARACION
Rehogar en el aceite el ajo, agregando el resto de los ingredientes con el agua o vino. Cuando el agua se haya evaporado, retirarlo del fuego y mezclarlo con los fideos. Esparcir abundante queso en cuadritos y hornear unos minutos hasta que el queso esté derretido.

Propiedades Terapéuticas

En esta rica salsa de vegetales encontraremos una buena fuente de proteínas y carbohidratos para dar energía y restaurar el movimiento peristáltico en caso de estreñimiento crónico. Es una ayuda invalorable por su gran contenido de vitaminas y minerales. Ayuda a combatir el cansancio, aumentando las defensas en el sistema inmunológico. Evitar el queso en personas alérgicas a la lactosa.

$\mathscr{S}$ALSA DE ATUN
(Para $^1/_2$ kilo de fideos)

INGREDIENTES
4   cucharadas de aceite de oliva
4   dientes de ajo, picaditos
1   cucharada de albahaca, picadita
1   cucharada de cebolla, picadita
1   lata de atún en agua, sin escurrir el agua
$^1/_2$ cucharada de pimentón rojo
    Sal y pimienta a gusto

    Fideos a gusto, previamente hervidos
    Queso parmesano a gusto

PREPARACION
Rehogar en el aceite el ajo, la albahaca y la cebolla. Agregar el atún con el agua y el pimentón rojo y la sal y la pimienta a gusto. Cocinar unos 10 minutos, volcar sobre los fideos, mezclándola bien. Agregando al final queso parmesano.

Propiedades Terapéuticas

El atún, como otros pescados, es un buen aliado del corazón por su contenido en omega[3]. También en investigaciones se ha demostrado los beneficios en los casos de artritis. Esta es una salsa muy completa para aquellas personas con este tipo de padecimiento.

$\mathscr{S}$ALSA AL TOCINO
(Para ¹/₂ kilo de fideos)

INGREDIENTES
4 cucharadas de aceite de oliva
4 dientes de ajo, picaditos
8 lonjas de tocino, picaditas
1 cebolla mediana, picadita
   Sal a gusto
¹/₄ vaso de vino blanco

Fideos a gusto, previamente hervidos

PREPARACION
Después de rehogar en al aceite el ajo y el resto de los ingredientes, revolviéndolo bien hasta que quede una mezcla suave. Cocinar unos 10 a 15 minutos. Volcar sobre los fideos y servir.

Propiedades Terapéuticas

Esta salsa es recomendada para aquellas personas que desarrollan actividades muy pesadas y fuertes, como trabajadores de la construcción, levantadores de pesa o niños en proceso de desarrollo, dándole una gran cantidad de calorías al organismo prolongándose esta energía por bastante largo tiempo.

$\mathscr{S}$ALSA DE PICADILLO DE PAVO
(Para ¹/₂ kilo de fideos)

INGREDIENTES
4 dientes de ajo, picaditos
4 cucharaditas de aceite de oliva
1 taza aproximadamente grande de picadillo de pavo
2 tomates, picados
1 cucharada de perejil, picadito
1 cucharada de cebolla, picadita
4 cucharadas de vino blanco
Sal y pimienta a gusto

Fideos a gusto, previamente hervidos
Queso parmesano a gusto

PREPARACION
Sofreir el ajo en el aceite, agregándole el picadillo de pavo, los tomates y el resto de los ingredientes. Dejar cocinar durante 15 minutos. Volcar sobre los fideos, rociándolos con queso parmesano.

Propiedades Terapéuticas

Esta salsa contiene una buena dosis de nutrientes como son las proteínas, el hierro, el magnesio, el zinc. Puede dejarse preparada y utilizarse en ocasiones donde el cansancio, el decaimiento y el stress sean fuertes, reponiendo de esa manera la energía perdida.

$\mathscr{S}$ALSA DE ESTOFADO
(Para ³/₄ kilo de fideos)

INGREDIENTES

 4 dientes de ajo, picaditos
 4 cucharadas de aceite de oliva
200 gramos aproximadamente de ternera, cortada en
    trocitos pequeños (2 tazas grandes llenas de ternera)
 4 tomates grandes, pelados y picaditos
 ½ pimiento verde o rojo, picadito
 1 cebolla grande, picadita
   Sal y pimienta a gusto

   Fideos a gusto, previamente hervidos
   Queso parmesano a gusto

PREPARACION
Sofreir el ajo en el aceite, agregándole la ternera.
Agregar el resto de los ingredientes. Si fuera necesario
agregar ½ cucharón de caldo caliente. Cocinar durante
unos 20 minutos hasta que los trocitos de carne estén tiernos. Volcar sobre los fideos, rociándolos con queso parmesano.

Propiedades Terapéuticas

Las proteínas son básicas para la regeneración celular y
esta salsa contribuye a eso. Especialmente para aquellas
personas con serios trastornos de decaimiento, cansancio
crónico o que han pasado por períodos de enfermedades.

Su buen contenido de complejo B, zinc, hierro, hacen un buen aliado para prevenir trastornos nerviosos, espasmos musculares y cansancio crónico. Es recomendable al menos una vez a la semana consumir o caso contrario suplementarlos con vitaminas.

$\mathcal{S}$ALSA DE CALAMARES
(Para ¹/₂ kilo de fideos)

INGREDIENTES
4 dientes de ajo, picaditos
4 cucharaditas de aceite de oliva
2 latas de calamares en su tinta
1 cebolla mediana, picadita
1 cucharada de perejil, picadito
¹/₂ vaso de vino blanco
Sal y pimienta a gusto

Fideos a gusto, previamente hervidos
Queso parmesano a gusto

PREPARACION
Sofreir el ajo en el aceite y los demás ingredientes.
Cocinar a fuego lento durante 15 minutos. Volcarlos sobre
los fideos, revolviéndolos bien. Rociar un poco de queso
parmesano.

Propiedades Terapéuticas

Todo fruto de mar tiene un buen contenido de vitamina A
y vitamina D. Recomendable para prevenir la osteoporosis
y crear resistencia ante las infecciones y el raquitismo.
También hubieron estudios en que demostraron que podía
ayudar en casos de tuberculosis. El calcio, el hierro, el
yodo y el fósforo son los principios activos de todo fruto
de mar. Por lo tanto es recomendable en esas personas con
problemas de embarazo, desordenes de la menopausia y
anemia.

SALSA DE CAMARONES
(Para ¹/₂ kilo de fideos)

INGREDIENTES
4 dientes de ajo, picaditos
4 cucharaditas de aceite de oliva
1 taza de crema de leche
1 cucharada de pimentón rojo
   Sal y pimienta a gusto
1 docena o más de camarones, previamente limpios y
   hervidos

   Fideos a gusto, previamente hervidos
   Queso parmesano a gusto

PREPARACION
Sofreir el ajo en el aceite, agregándole la crema de leche, el pimentón rojo, la sal y la pimienta. Por último agregar los camarones. Dejar apenas 2 a 3 minutos en la salsa caliente. Servir sobre una fuente de fideos. Rociar bastante queso parmesano.

Propiedades Terapéuticas

Se aplican las mismas propiedades que en la salsa de calamares.

$\mathscr{S}$ALSA DE PUNTAS DE ESPARRAGO
(Para ¹/₂ kilo de fideos)

INGREDIENTES
4 cucharadas de aceite de oliva
4 dientes de ajo, picaditos
¹/₂ taza de vino blanco
¹/₂ taza de crema de leche
1¹/₂ tazas de puntas de espárrago
1 cucharada de perejil, picadito
1 cucharada de cebollines, picados
Sal y pimienta a gusto

Fideos a gusto
Queso parmesano a gusto

PREPARACION
Sofreir en el aceite el ajo, agregándole el resto de los ingredientes. Mantener en el fuego solo unos minutos, retirarlo. Verter sobre los fideos y rociándolo con queso parmesano.

Propiedades Terapéuticas

En esta salsa encontraremos aliados magníficos para la salud ya que es una buena fuente de pro-vitamina A, vitamina C y selenio. El selenio es uno de los nutrientes que se ha comprobado en estudios que previene el cáncer al igual que la vitamina A y la vitamina C. Además de la fibra que contribuye a la reducción del colesterol, contribuye a una buena función cardiovascular y circulatoria. Recomendado en caso de hipertensión, en venas varicosas, artritis.

$\mathcal{S}$ALSA DE AJO
(Para ¹/₂ kilo de fideos)

INGREDIENTES
8 dientes de ajo, picaditos
4 cucharadas de aceite de oliva
1 taza de crema de leche, baja en grasa
4 cucharadas de vino blanco
  Sal y pimienta a gusto

  Fideos a gusto, previamente hervidos
  Queso parmesano a gusto

PREPARACION
Sofreir el ajo en el aceite, agregándole el resto de los ingredientes. Dejando calentar 2 ó 3 minutos más. Volcar sobre los fideos, mezclándolo bien. Rociar con bastante queso parmesano y servir.

Propiedades Terapéuticas

En esta salsa encontraremos el mejor amigo para reducir el colesterol malo de la sangre. Ayudando a aumentar el nivel de colesterol bueno. Sus ingredientes activos tienen efecto muy positivo sobre el aparato respiratorio, siendo un antibiótico natural, no permitiendo el desarrollo de hongos y bacterias. El ajo también contiene selenio recomendado por los especialistas para prevenir el cáncer. Es un antioxidante natural. En otros estudios se ha demostrado que nivela el índice de presión arterial.

$\mathscr{S}$ALSA DE CREMA DE ZANAHORIAS
(Para ¹/₂ kilo de fideos)

INGREDIENTES

8 zanahorias, limpias y picaditas
1 taza de crema de leche, baja en grasa
3 dientes de ajo, picaditos
  Sal y pimienta a gusto
4 cucharadas de vino blanco

Fideos a gusto, previamente hervidos
Queso parmesano a gusto

PREPARACION

Poner todos los ingredientes en la licuadora hasta que quede hecho una crema. Verterlo en una cacerola. Cocinar a fuego lento de 5 a 10 minutos. Retirarlo del fuego. Verter sobre los fideos y mezclar esta salsa de zanahoria y rociarla con queso parmesano.

Propiedades Terapéuticas

La pro-vitamina A contenida en esta salsa hace de ella un buen aliado para problemas dermatológicos, de la visión y un poderoso antioxidante.

$\mathscr{S}$ALSA DE ALBAHACA Y NUECES
(Para $^1/_2$ kilo de fideos)

INGREDIENTES
$^1/_2$ taza de nueces, picaditas
$^1/_4$ taza de albahaca, picadita
$^1/_2$ taza de aceite de oliva
 3 dientes de ajo, picaditos
 4 cucharadas de queso parmesano
    Sal y pimienta a gusto

Fideos a gusto, previamente hervidos
Queso parmesano a gusto

PREPARACION
Mezclar todos los ingredientes. Verterlos sobre los fideos, rociándolos por último con queso parmesano.

Propiedades Terapéuticas

Encontramos en esta salsa un aliado en sus componentes de aceites linoleicos, oleicos, vitamina D, vitamina E. Una buena fuente de proteínas contribuye a un buen estado físico y se recomienda esta salsa para personas de estómago delicado, siendo la albahaca un buen elemento para contrarrestar los gases.

SALSA DE CREMA AGRIA
(Para ¹/₂ kilo de fideos)

INGREDIENTES
2 cucharadas de mantequilla
1 taza de crema agria
2 dientes de ajo, picaditos
4 cucharadas de cebollín, picadito
4 cucharadas de albahaca, picadita
   Sal y pimienta a gusto

Fideos a gusto, previamente hervidos
Queso parmesano a gusto

PREPARACION
En una cazuela sobre fuego lento, agregar la mantequilla hasta que se ablande. Poner el resto de los ingredientes suavemente, revolviendo hasta que quede una salsa suave. Verter sobre los fideos. Espolvorear con queso parmesano y servir.

Propiedades Terapéuticas

Sencilla y fácil de digerir con excepción de aquellas personas que sean alérgicas a la lactosa, en este caso pudieran contrarrestar el efecto negativo todos los productos lácteos tomando una cápsula de enzima de lactosa. Esta rica salsa ayuda en casos de necesidades de proteínas extra. Facilitando el estado físico de energía extra.

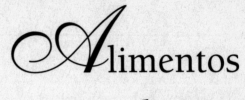

Alimentos
de Mar

ℱILETE DE LENGUADO
(Para 6 personas)

INGREDIENTES
6 filetes de lenguado
Sal y pimienta a gusto
½ taza de jugo de limón
6 lascas de jamón cocido
6 lascas de queso mozzarella
Aceite de oliva

PREPARACION
Lavar bien los filetes de pescado, secarlos bien con una toalla. Sal y pimentar. Agregar el jugo de limón. Colocar a lo largo del filete una lasca de jamón y una de queso, enrollarlo y pincharlos con palillos para sujetarlos. También se pueden envolver en papel de aluminio. Se colocan en un molde con un poco de jugo de limón, bañando cada filete con un poco de aceite de oliva. Se hornean durante 15 minutos más o menos a fuego mediano.

Propiedades Terapéuticas

El lenguado al igual que los mariscos es una buena fuente de calcio, de zinc, algo de yodo, de potasio, de magnesio. El aceite de onagra u omega[3] es muy apreciado hoy para prevenir problemas cardiovasculares. Recomendado también en caso de osteoporosis.

𝒫ESCADO AL HORNO
(1 kilo puede dar 4 a 5 raciones)

INGREDIENTES
1 pescado de acuerdo a su gusto, como merluza o salmón
6 cucharadas o más de aceite de oliva
Rodajas de cebolla
Rodajas de tomate
Jugo de limón a gusto
Pimentón rojo a gusto
Perejil a gusto, picado
Ajo a gusto, picadito
Sal y pimienta a gusto

PREPARACION
Lavar y secar bien el pescado. En una fuente apropiada para horno, echar unas 6 cucharadas de aceite de oliva y cubrir la fuente con rodajas de cebolla y rodajas de tomate. Colocar el pescado, rociarlo con un poco de aceite de oliva y jugo de limón, un poco de pimentón rojo, el perejil, el ajo y la sal y la pimienta a gusto. Llevar al horno aproximadamente de 15 a 20 minutos hasta que el pescado se vea bien cocido.

Propiedades Terapéuticas

Al igual que el lenguado en este caso la merluza o el salmón contiene las mismas propiedades recomendadas para problemas cardiovasculares, en personas en programas de adelgazamiento bajo en calorías y rico en minerales.

$\mathscr{P}$ESCADO CON SALSA
(1 kilo puede dar 4 a 6 raciones)

INGREDIENTES
1   pescado adecuado que puede ser salmón o pargo rojo
o macarela o delfín
Sal y pimienta a gusto
Jugo de limón a gusto
Aceite de oliva a gusto
Cebolla a gusto, picadita

SALSA
4   cucharadas de mantequilla
2   cucharadas de harina
1   pizca de sal y pimienta
Leche, cantidad necesaria

PREPARACION
Lavar bien y secar el pescado. Condimentar con la sal
y la pimienta. Rociar con jugo de limón. Colocar en una
asadera aceite de oliva cubriéndola de cebolla. Colocar
encima el pescado. En una cazuela aparte hacer una salsa
suave bechamel en la cual se hará con la mantequilla, la
harina, la sal y la pimienta y la leche que se irá revolviendo a fuego lento en una cacerola hasta convertirlo en una
salsa suave. Cubrir el pescado con esta, llevar al horno por
20 minutos o hasta que esté cocinado y se vea doradito.

Propiedades Terapéuticas

Cada uno de estos platos como los anteriores de frutos de mar ayuda a una buena circulación, ayuda a un corazón saludable y a mantener bajo el colesterol.

𝒫ESCADO EN SU JUGO
(Para 4 raciones, aproximadamente)

INGREDIENTES

500 gramos de filete de mero u otro pescado de acuerdo
a la cantidad de personas
$1/4$ taza de jugo de limón
Sal a gusto
5 dientes de ajo, machacados
Perejil a gusto, picado
Cebollita a gusto, picada
2 cucharadas grandes de aceite de oliva

PREPARACION

Colocar el filete en el papel de aluminio grande que
lo cubra bien y lo pueda envolver. Agregando todos los
ingredientes por encima y por último 2 cucharadas
grandes de aceite de oliva. Envolver bien en la parte supe-
rior que quede bien cerradito para que no se pierda
ninguno de sus jugos. Cocinarlo a temperatura de 350ºF
durante unos 10 a 15 minutos.

Propiedades Terapéuticas

Este sencillo y delicioso plato sigue siendo, como todo
fruto de mar, una fuente de nutrición saludable por sus
valiosos aceites que ayudan a controlar el colesterol malo.

$\mathscr{C}$ AMARONES EN SALSA
(6 camarones por persona, aproximadamente)

INGREDIENTES

$\frac{1}{2}$ taza de aceite de oliva
3 dientes de ajo, picaditos
1 cebolla grande, picadita
2 tomates grandes, sin piel, picados
4 cucharadas de vino de cocinar
1 manojo de perejil, picado
1 ají, picadito
   Sal y pimienta a gusto
4 a 6 camarones grandes por persona
   Cebollín, picado, para decorar

PREPARACION

En una cacerola sofreir en el aceite el ajo, la cebolla, los tomates y el resto de los ingredientes hasta que estén suaves, agregándoles la sal y la pimienta a gusto. Por último antes de servir, se agregan los camarones durante unos 10 minutos o menos, hasta que se vean rosados. Retirar del fuego y servir con cebollín y con cualquier acompañante como arroz o papas hervidas.

Propiedades Terapéuticas

Los camarones siguen siendo una deliciosa fuente de proteína. Antiguamente se creía que su contenido en colesterol era alto, más recientemente nuevos estudios afirman de que su contenido de grasa es bajo sin afectar los niveles de colesterol en la salud.

PESCADO EN SALSA DE VEGETALES
(Para 4 a 6 personas)

INGREDIENTES
$\frac{1}{2}$ kilo de pescado, deshuesado y sin piel
$\frac{1}{4}$ taza de aceite de oliva
$\frac{1}{2}$ taza de jugo de limón
    Pimentón rojo a gusto
    Sal y pimienta a gusto
1 cucharada de ajo, picadito

PREPARACION
Colocar el pescado en una fuente para horno con el aceite de oliva y el jugo de limón. Rociarlo con pimentón rojo, la sal y la pimienta y el ajo. Hornearlo a 350°F durante 10 minutos. Separadamente en la licuadora agregar:

BAJA EN GRASA
1 manojo de perejil, picado
2 dientes de ajo, picados
1 pizca de sal
1 pizca de pimienta

1 taza de crema de leche descremada
Queso parmesano a gusto

Licuarlo hasta que quede una salsa suave. Antes de retirar el pescado del horno, 5 minutos antes agregarle a la crema, el queso parmesano echarle por encima del pescado, dejarla 5 minutos más y retirarla del horno.

Propiedades Terapéuticas

Este delicioso plato, además de ser una fuente rica de proteínas, calcio, zinc, también es una buena fuente de aceite omega. El perejil es maravillosamente recomendado para problemas prostáticos, agregado al zinc que contiene el pescado es un alimento ideal para este tipo de afecciones.

LANGOSTA A LA CREMA
(Para 4 a 6 personas)

INGREDIENTES

2 cucharadas de mantequilla
2 cucharadas de harina
1 taza de leche o crema
Sal a gusto
$\frac{1}{2}$ cucharadita de mostaza
1 lata o 1 taza de champiñones (hongos)
$\frac{3}{4}$ kilo o más de masa de langosta, limpia
Queso crema, cantidad necesaria
Cebollín a gusto, picado

PREPARACION

En una cacerola derretir la mantequilla sin que se queme, ir revolviendo, agregándole la harina. Inmediatamente agregarle la leche con un batidor de alambre para que no se hagan grumos. Seguidamente incorporar la sal, la mostaza y los champiñones. Mezclar bien hasta hacer una salsa suave. Por último echar el queso crema hasta formar una pasta suave. Acomodar los pedazos de langosta en una fuente y rociarlos con la crema y el cebollín. Hornear a 350°F por 10 minutos.

Propiedades Terapéuticas

La mayoría de los frutos de mar es alto en su contenido de sodio teniendo una buena proporción de calcio, zinc y otros minerales. Todo fruto de mar es conveniente por sus bajas calorías. Recomendado en dietas de adelgazamiento, osteoporosis. Su bajo contenido en grasa también lo convierte en un aliado en aquellos casos de colesterol alto. Por su componente omega³ que mantiene a raya al colesterol malo.

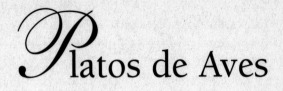

Platos de Aves

𝒫ECHUGAS DE PAVO
(Para 4 a 6 personas)

INGREDIENTES

¼ taza de aceite de oliva
2 dientes de ajo, picaditos
   Aceitunas negras, lasqueadas
   Sal y pimienta a gusto
   Albahaca fresca a gusto, picadita
¼ vaso de vino blanco
   Aproximadamente ½ kilo de pechuga de pavo, lasqueada
1 cucharada de pimentón rojo
   Puré de manzana a gusto

PREPARACION

Calentar el aceite. Rehogar el ajo y las aceitunas, la sal, la pimienta, la albahaca y el vino blanco hasta que estén semitiernos, unos 5 minutos, agregando las pechugas de pavo. Por último condimentar con pimentón rojo para darle un poco de color y mejor sabor. Cocinar suavemente hasta que el pavo esté tierno y cocido. Por último servirlo con puré de manzana.

Propiedades Terapéuticas

Este plato es recomendable para personas que están a dieta, que quieren bajar el colesterol, que tienen problemas cardiacos, circulatorios o artritis, siendo una buena fuente de proteína. Sus componentes aportan vitaminas y minerales.

$\mathcal{P}$ OLLO AL HORNO
(Para 6 a 8 personas)

INGREDIENTES
1 pollo de acuerdo a la cantidad de personas
4 cucharadas de aceite de oliva
½ taza de vino blanco
1 cebolla, en lascas
2 tomates, en rodajas
1 pimiento, en lasquitas
2 limones, 1 exprimido, 1 cortado en cuadritos
    Sal y pimienta a gusto
    Pimentón rojo a gusto

PREPARACION
Lavar bien y secar el pollo. Quitar la mayor cantidad de grasa y menudo que tenga. En una fuente para horno agregar el aceite de oliva y el vino blanco. Cubrir toda la asadera con lascas de cebolla, rodajas de tomate y pimientos en lasquitas. Al pollo agregarle el limón exprimido y el limón cortado, ponerlo dentro de la cavidad del pollo. Sal y pimentar. Espolvorear con pimentón rojo. Cocinar en temperatura de 350°F. Ir rociándolo con el propio jugo. Si éste se secara, agregarle un poco más de agua. El tiempo de cocción puede ser entre 45 minutos a 1 hora. Servir con papas horneadas que se podrán cocinar simultáneamente.

Propiedades Terapéuticas

El pollo al igual que el pavo son una buena fuente de proteína necesaria e importante para la regeneración celular.

Recomendado para jóvenes en edad de crecimiento, niños y ancianos. Rico en vitaminas como en proteínas, complejo B y hierro lo hacen una buena fuente de nutrientes especialmente en casos de cansancio crónico, decaimiento y falta de energía.

ℰSTOFADO DE POLLO
(Para 6 a 8 personas)

INGREDIENTES
½ taza de aceite de oliva
4 dientes de ajo, picaditos
¼ kilo de cebolla, picadita
½ kilo de papas, peladas y cortadas en cuartos
2 tazas de pitipuas o alverjas
¼ kilo de zanahorias, picaditas
   Aproximadamente ½ kilo de pollo, limpia, en trozos
   pequeños
½ taza de vino blanco
   Sal y pimienta a gusto
   Pimentón rojo a gusto

PREPARACION
En una cacerola honda, verter el aceite con el ajo y la cebolla, sofreirlo, agregándole las papas, los pitipuas y el resto de los ingredientes. Por último agregar el pollo y el vino, la sal, la pimienta y el pimentón rojo. Cocinar por 20 a 30 minutos o hasta que se vean los vegetales tiernos.

Propiedades Terapéuticas

El pollo al igual que el pavo tiene buenas propiedades nutricionales especialmente por el aporte de proteína tan valioso para el desgaste diario y reposición de células en el organismo. Muy conveniente para personas que tienen un trabajo pesado y fuerte. En este plato encontramos una buena fuente de pro-vitamina A, minerales y antioxidantes a través de las papas, el ajo, la cebolla y los otros vegetales. Este rico plato es recomendado en casos como posparto, mucho stress o decaimiento.

$\mathcal{P}$OLLO EN CREMA AGRIA
(Para 6 a 8 personas)

INGREDIENTES
- 1 pollo
- ½ taza de aceite de oliva
- 4 dientes de ajo, picaditos
- 1 cebolla, picadita
- 1 pimiento, picadito
- 1 tomate grande, picadito
- 3 ó 4 hojas de laurel
- 1 cucharadita de pimentón rojo
- Sal a gusto
- 1 taza de yogurt sin sabor
- Agua, si fuera necesario

PREPARACION

Cortar el pollo en trozos y dejarlo sin piel. En una cacerola grande y honda se agrega el aceite, el ajo, la cebolla, el pimiento, el tomate, las hojas de laurel —*quitar las hojas de laurel antes de servir*— el pimentón rojo y la sal. Rehogarlos, agregando por último el pollo troceado y el yogurt. Revolver suavemente, bajando el fuego a suave y dejar cocinando por unos 20 a 30 minutos a fuego suave. Agregar agua si fuera necesario. Servirlo con verduras o con fideos hervidos.

Propiedades Terapéuticas

Al igual que el resto de las carnes blancas el pollo aporta una buena propiedad en nutrientes, proteínas, vitaminas y minerales. Sus bastantes, completas propiedades nutricionales hacen de este plato el alimento ideal para personas que necesitan energía extra y recuperarse del desgaste diario.

PASTEL DE PAVO
(Para 6 a 8 personas)

INGREDIENTES

1 rebanada de pan remojada en leche
1 huevo
1 cebolla grande, picadita
2 dientes de ajo, picaditos
½ kilo de picadillo de pavo
1 huevo duro, picadito
1 ramito de perejil, picadito
1 tomate, en lascas
3 cucharadas de queso parmesano, rayado
   Queso mozzarella para cubrir

PREPARACION

En un recipiente sumergir el pan remojado en la leche, añadirle el huevo, agregar la cebolla, el ajo, el pavo y el resto de los ingredientes. Mezclar todo bien. Verterlo en un molde hondo de horno. Untarlo previamente con aceite. Agregándole al final unas lascas de tomate fresco (cubriéndolo), queso parmesano, hornearlo y por último agregarle unas lascas de queso mozzarella. Ideal para servirlo frío, con ensalada o como plato principal, acompañado de arroz o papas al horno o hervidas, o fideos.

Propiedades Terapéuticas

Un valioso plato rico en nutrientes proteicos, vitaminas y minerales. Especialmente indicado para personas que realizan trabajos fuertes y también para personas con dietas de bajas calorías, ya que una lasca de este pastel puede tener aproximadamente 300 calorías.

$\mathcal{P}$OLLO EN SU SALSA
(Para 4 a 6 personas)

INGREDIENTES

- 8 cucharadas de aceite de oliva
- 2 dientes de ajo, picaditos
- $\frac{1}{2}$ cebolla, cortada en lascas gruesas
- $\frac{1}{2}$ pimiento, picadito
- 6 a 8 pedazos o patas (muslos) de pollo, pasarlas por harina
- Hoja de albahaca, picadita
- Sal y pimienta a gusto
- 1 cucharada de maicena
- $\frac{1}{2}$ taza de leche
- $\frac{1}{2}$ vaso de vino blanco

PREPARACION

En una cazuela con el aceite freir el ajo, la cebolla y el pimiento. Cuando la cebolla esté blandita, verter los pedazos de pollo, tapándola y moviendo a cada rato la cazuela para que no se pegue. Agregándole la albahaca y la sal y la pimienta. Cuando el pollo ya esté doradito a los 30 minutos aproximadamente quitarlo de la cazuela. Mezclar la cucharada al ras de maicena en la leche. Verterla en la cazuela revolviendo suavemente. Agregándole al final el vino blanco. Verter nuevamente las presas de pollo unos 5 a 10 minutos más. Servir con arroz integral.

Propiedades Terapéuticas

Las proteínas como los carbohidratos en este caso forman una buena combinación energetizante y saludable para personas que tienen trabajos que exigen mucho esfuerzo ayudando a reparar las energías perdidas, fortaleciendo el sistema muscular y nervioso.

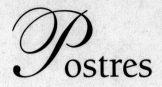

ENSALADA DE FRUTAS VARIADAS
(Para 6 a 8 personas)

INGREDIENTES

1   ananá o piña
12 frutillas o fresas
4   duraznos o melocotones
½   taza de jugo de manzana
½   taza de vino moscatel
1   ramita de yerbabuena
2   cucharadas de azúcar

PREPARACION

Cortar todas las frutas en trocitos. Agregar el jugo de manzana, el vino, la yerbabuena y el azúcar. Enfriar en la nevera, de ½ hora a 1 hora antes de servir.

Propiedades Terapéuticas

La piña es un buen aliado para la circulación evitando la trombosis. Una buena fuente de pro-vitamina A, vitamina C y minerales.

ℳANZANAS HORNEADAS
(Para 6 personas)

INGREDIENTES

6 manzanas verdes, bien lavadas, peladas y quitado el
centro de la manzana
Azúcar
½ vaso de vino blanco

PREPARACION

Acomodar las manzanas en una fuente para horno.
Cubrir el centro de cada manzana con suficiente azúcar,
echándoles un chorrito de vino blanco. El resto del vino
va en la fuente de hornear. Cocinar al horno a temperatura mediana durante 45 minutos hasta que las cáscaras se
quiebren y queden doraditas. Rociarlas con su propio
jugo. Si fuera necesario, agregarle más vino con azúcar y
agua.

Propiedades Terapéuticas

Las manzanas son apreciadas por su alto contenido en
fibra. Además en estudios que hizo el Doctor James
Anderson se han conseguido excelentes resultados en la
diabetes. En este caso hay que eliminar el azúcar en esta
receta. También es aconsejable en los casos de colesterol
alto. Son buenas para problemas cardiacos por su bajo
contenido en sodio.

$\mathcal{F}$LAN DE FRUTAS
(Para 6 a 8 personas)

INGREDIENTES

6 yemas
6 cucharadas de azúcar
$\frac{1}{2}$ cucharadita de vainilla
$1\frac{1}{2}$ tazas de leche
6 claras, batidas a punto de nieve
1 manzana, pelada y cortada en lascas finas

PREPARACION

Mezclar las yemas, el azúcar, la vainilla y la leche. Incoroprar las claras, verter en el molde acaramelado después de colocar las manzanas y sobre éstas verter todos los ingredientes. Hornear durante 30 minutos aproximadamente en un baño María a temperatura 350°F, hasta que se vea firme.

Propiedades Terapéuticas

Este rico flan es valioso por sus nutrientes y recomendado en casos de osteoporosis, embarazo y lactancia.

GELATINA DE BANANA
(Para 4 personas)

INGREDIENTES
1 paquete de gelatina
2 bananas, cortadas en lasquitas

PREPARACIÓN
Seguir las instrucciones del paquete de gelatina, añadiéndole las bananas. Colocar en un recipiente adecuado. Dejar enfriar hasta que se ponga firme (coagule), refrigerarlo aproximadamente 3 horas.

Propiedades Terapéuticas

Este rico postre tiene propiedades valiosas para aquellas personas de estómago delicado o para convalecientes que necesitan una dosis extra de proteína.

CARAMELOS DE NUECES
(Da 25 a 30 caramelos)

INGREDIENTES

¼ kilo de azúcar
½ taza de nueces, picadas

PREPARACION

En una cazuela de acero preferentemente, poner a cocinar el azúcar con 2 cucharadas de agua hasta que comience a hervir, quedando de un dorado suave. Separadamente tener las nueces picadas. Volcar esta preparación sobre un mármol, enmantecado donde tendrá las nueces desparramadas, tratando de no dejar que se desparrame el azúcar. Cubriéndola alrededor con una espátula moldeándola mientras está caliente el azúcar, cortar en pequeños trozos e ir acomodándolos en papel de aluminio.

Propiedades Terapéuticas

Los valiosos aceites de las nueces además de ser nutritivos contribuyen a dar una energía extra.

𝒱ASOS DE FRUTA
(Contar de 6 a 8 frutas por vaso)

INGREDIENTES
Elegir la fruta que más le agrade; en este caso puede
ser la frutilla o fresas o cerezas o uvas sin semillas
Helado de vainilla

PREPARACÍON
Cortar la fruta escogida por la mitad. Ir agregando a
los vasos una capa de helado de vainilla, una de frutas,
una de helado de vainilla y otra de frutas, así hasta cubrir
totalmente el vaso.

Propiedades Terapéuticas

Las cremas heladas al igual que las frutas son un nutriente
extra recomendado para personas débiles, niños, jóvenes
que desarrollan actividades fuertes. Valiosas en vitaminas,
minerales y proteínas. Es una buena fuente de energía.

Cócteles

El cóctel o aperitivo es una buena introducción a la futura comida, ya sea el almuerzo o cena, permitiendo que el sistema digestivo se prepare para su futura labor de digestión y asimilación de los alimentos. Lo interesante de esta acción es debido a que nos relajamos, dejando el stress afuera.

COCTEL DE MANZANA
(Da para 1 ó 2 vasos)

INGREDIENTES
1 manzana, cortada en trocitos
½ cucharadita de canela
½ cucharada de miel
2½ cucharaditas de jugo de limón
Agua para completar y hielo

PREPARACION
Colocar en el vaso de licuadora todos los ingredientes y batir hasta que estén bien desintegrados.

Propiedades Terapéuticas

Este rico cóctel aporta vitaminas como la C, muy importante ya que ésta es un valioso defensor del sistema inmunológico.

COCTEL DE BANANA
(Da para 2 vasos)

INGREDIENTES
2   cucharadas de azúcar moreno
$1/4$ taza de crema de leche
2   bananas, cortadas en trocitos; separar unos trocitos
$1/2$ vaso de leche
    Hielo

PREPARACION
Colocar en el vaso de licuadora todos los ingredientes, agregar el hielo. Poner a batir hasta que el hielo esté bien desintegrado. Servir en vaso alto, con otros trocitos de bananas naturales.

Propiedades Terapéuticas

Refrescante y nutritivo hacen de este cóctel un energetizante de rápida acción.

COCTEL DE MELON
(Da para 2 vasos)

INGREDIENTES
2 tazas de pulpa de melón
1 vaso grande de ginger ale
1 cucharada de azúcar moreno
½ cucharadita de vainilla
Hielo

Yerbabuena (opcional)

PREPARACION
Colocar en el vaso de licuadora todos los ingredientes, agregar el hielo. Poner a batir hasta que el hielo esté bien desintegrado. Se puede servir con ramitos de yerbabuena.

Propiedades Terapéuticas

Además del aporte de vitaminas A y vitamina C contribuye a la energía y es un diurético natural.

COCTEL DE PERAS
(Da 1 ó 2 vasos)

INGREDIENTES

2 peras medianas, cortadas en trocitos; dejar 5 ó 6 tro-
    citos aparte
2 cucharadas de azúcar moreno
1 vaso de ginger ale
1 chorrito de jugo de limón
    Hielo

PREPARACION

Colocar en el vaso de licuadora todos los ingredientes, agregar el hielo. Mezclar bien hasta que el hielo
esté desintegrado. Servir con otros trocitos de pera.

Propiedades Terapéuticas

Como la mayoría de las frutas, su aporte de vitaminas A y
vitamina C son aliados de la salud. Además de las fibras
tan importantes para una buena función intestinal.

$\mathscr{C}$OCTEL DE UVA
(Da 1 ó 2 vasos)

INGREDIENTES
2 tazas de uvas, limpias; separar unas 10 uvas para decorar
2 cucharadas de azúcar moreno
1 chorrito de vino moscatel
1 chorrito de jugo de limón
   Hielo

   Uvas naturales a gusto
1 ramita de yerbabuena

PREPARACION
Colocar en el vaso de licuadora todos los ingredientes, agregar el hielo. Mezclar bien hasta que el hielo
esté desintegrado. Servir con uvas naturales y la yerbabuena.

Propiedades Terapéuticas

Las propiedades enzimáticas de las uvas hacen de ellas un
delicioso cóctel, además de saludable por su aporte de vitaminas y minerales en casos de problemas digestivos y de
cansancio crónico.

COCTEL DE NARANJAS
(Da 1 a 2 vasos)

INGREDIENTES
2 naranjas, peladas, sin semillas y cortadas en trocitos, separar unos trocitos para decorar
1 vaso grande de ginger ale
1 cucharada grande de azúcar moreno
   Hielo

PREPARACION
Colocar en el vaso de licuadora todos los ingredientes, agregar el hielo. Mezclar bien hasta que el hielo esté desintegrado. Servir con otros pedazos de naranja cortaditos.

Propiedades Terapéuticas

El valioso aporte que hacen de este cóctel por su contenido de vitamina C y fibras la convierten en el mejor amigo para aquél que busca una extra energía.

Coctel de Piña o Anana
(Da 1 a 2 vasos)

INGREDIENTES

$\frac{1}{2}$ piña, cortada en trocitos
1 vaso grande de ginger ale
2 cucharadas de azúcar moreno
1 cucharadita de vainilla
2 cucharadas de vino oporto
Hielo

PREPARACION

Colocar en el vaso de licuadora todos los ingredientes, agregar el hielo. Mezclar bien hasta que el hielo esté desintegrado y hasta que obtenga la consistencia deseada.

Propiedades Terapéuticas

Las propiedades enzimáticas de la piña se han demostrado y son bien conocidas por su valor terapéutico en casos de golpes, heridas o trombosis. Además de ser energetizante y valiosa para una buena función gastrointestinal.

COCTEL DE FRUTILLA O FRESA
(Da 1 a 2 vasos)

INGREDIENTES
2 tazas de frutillas o fresas frescas
2 cucharadas de azúcar moreno
½ taza de crema de leche
1 cucharadita de vainilla
Hielo

Yerbabuena a gusto

PREPARACION
Colocar en el vaso de licuadora todos los ingredientes, agregar el hielo. Mezclar bien hasta que el hielo esté desintegrado y hasta que obtenga la consistencia deseada. Servir con yerbabuena.

Propiedades Terapéuticas

La frutilla además de ser deliciosa nos ayuda por sus propiedades nutricionales como son la vitamina A, la vitamina C y sus minerales, ayudándonos a fortalecernos en caso de decaimiento, cansancio o desanimo.

COCTEL DE FRUTA BOMBA O PAPAYA
(Da 1 ó 2 vasos)

INGREDIENTES
1 fruta bomba o papaya pequeña
2 cucharadas de azúcar moreno
1 cucharadita de vainilla
¼ vaso de crema de leche
Hielo

PREPARACION
Colocar en el vaso de licuadora todos los ingredientes, agregar el hielo. Mezclar bien hasta que el hielo esté desintegrado y hasta que obtenga la consistencia deseada.

Propiedades Terapéuticas

La fruta bomba al igual que la piña contiene propiedades valiosas para desintegrar coágulos, por lo tanto aquellas personas que se le hacen fácil morados en el cuerpo, consumir fruta bomba puede llegar a ayudarle y a favorecer a contrarrestar los morados o los coágulos.

COCTEL DE COCO
(Da 1 ó 2 vasos)

INGREDIENTES

1 taza de coco, rayado
½ taza de azúcar moreno
1 taza de crema de leche
1 taza de leche
1 chorrito de ginger ale
1 chorrito de vainilla
   Hielo

PREPARACION

Colocar en el vaso de licuadora todos los ingredientes, agregar el hielo. Mezclar bien hasta que el hielo esté desintegrado y hasta que obtenga la consistencia deseada.

Propiedades Terapéuticas

Aunque este cóctel de coco puede ser alto en su contenido de grasa, sin embargo aquellas personas que desarrollan actividades fuertes pueden contribuir a levantar el ánimo por un largo rato.

COCTEL DE GUAYABA O MEMBRILLO
(Da 1 ó 2 vasos)

INGREDIENTES
½ taza de dulce de guayaba o membrillo
½ cucharadita de vainilla
  Ginger ale
1 cucharadita de jugo de limón
  Hielo

Trocitos de fruta a gusto

PREPARACION

Colocar en el vaso de licuadora todos los ingredientes, agregar el hielo. Mezclar bien hasta que el hielo esté desintegrado y hasta que obtenga la consistencia deseada. Servir con trocitos de la fruta preferida.

Propiedades Terapéuticas

La guayaba o el membrillo al igual que la mayoría de las frutas aporta vitamina C, pro-vitamina A, hierro, niacín, y minerales que hacen de ella un buen cóctel energetizante ayudando a restaurar las energías perdidas, como cansancio, decaimiento, etc.

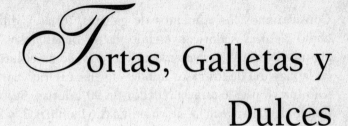

Tortas, Galletas y Dulces

Consideramos los alimentos de galletas, tortas y dulces como aportes calóricos siendo estos beneficiosos en algunos aspectos por sus mismas recetas, como el huevo, en la mayoría de los casos donde su valor calórico por un solo huevo puede estar alrededor de 90 calorías. Su contenido de hierro, calcio, de vitamina A, vitaminas B_1 y B_2 y niacina. Si vemos todo esto en conjunto, es positivo para la salud. Si hablamos de la harina nos toca hacer un resumen también interesante ya que las harinas blancas aunque contengan poco valor nutricional vienen preparadas con tiamina, hierro, riboflavina, vitamina B_{12}, magnesio, niacín, etc. Considerándola como un carbohidrato energetizante podemos darle ese valor, pero también tenemos que recordar las calorías que aporta, por ejemplo una taza de harina contiene unas 180 calorías. Si a esto le agregamos el resto de los ingredientes que llevan las tortas o las galletas veremos con que facilidad se incrementan las calorías dando potencia a los energetizantes valiosos en cierta forma para reponernos de ese cansancio que sentimos en determinada hora del día. Pero si estamos en un programa de pérdida de peso o se padece de diabetes o del corazón tenemos que tener cuidado y precaución en el consumo abundante de estos siguientes platos que vamos a dar. Lo ideal es la prudencia y consumir pequeñas cantidades. Si su figura y su metabolismo le permiten consumir mayores cantidades usted es una persona privilegiada y aún así todo lo exagerado puede ser nocivo. No estoy diciendo que estos alimentos sean nocivos, sino que simplemente comer pequeñas cantidades es lo ideal. Y ahora disfruten de estas delicias gastronómicas.

$\mathscr{T}$ORTA DE MANZANAS
(Da 8 a 10 raciones)

INGREDIENTES DE LA MASA

1½ tazas de harina (se puede utilizar harina integral)
1 cucharada de polvo de hornear
¼ cucharada de sal
4 cucharadas de azúcar
1 huevo
¼ taza de aceite de maíz o mantequilla o margarina
Agua, la cantidad necesaria

PREPARACION DE MASA

Mezclar todos los ingredientes secos en un recipiente grande. En el centro agregar el huevo, el aceite y el agua de a poco hasta formar una masa suave pero consistente (sin que se pegue en las manos). Amasarlo bien, estirándolo lo suficiente para cubrir con esta masa una tartera grande de 8 raciones aproximadamente.

INGREDIENTES DEL RELLENO

3 manzanas grandes verdes, peladas y cortadas en rodajas finas
4 cucharadas de azúcar
1 cucharada de canela

PREPARACION DEL RELLENO

Estos ingredientes se mezclan en un recipiente.

INGREDIENTES DEL GLAZE O ADEREZO

1 yema
2 cucharadas de miel
1 cucharada de canela en polvo
1 cucharada de azúcar

PREPARACION DE LA TORTA DE
MANZANAS

Una vez cubierta la tartera con la masa, verter el relleno de las manzanas previamente preparadas. Poner al horno hasta que comience a dorar unos 25 minutos a temperatura 350°F. Sacar unos minutos antes y verter el aderezo previamente preparado sobre las manzanas. Colocar nuevamente en el horno por unos minutos o hasta que se vea bien doradito. Sacar del horno dejándolo enfriar.

Propiedades Terapéuticas

Su valioso contenido en vitaminas y minerales, hacen de la manzana el mejor amigo de la salud. Ideal en los padecimientos urinarios, reumáticos, convalecientes decaimento stress, niños y ancianos.

$\mathscr{T}$ORTA DE PIÑA
(Da 6 a 8 raciones)

Usar los mismos ingredientes de la masa de la torta de manzana. Cubrir con la piña o el ananá que debe ir cortada en lascas finas. Rociarla con azúcar moreno. Cuando ya la masa esté poniéndose dorada, agregarle dos claras batidas a punto de nieve. Terminar de dorar. Retirar del horno y dejar enfriar antes de desmoldar.

Es importante enmantequillar bien y rociar con harina los recipientes donde se cocinan las tortas para que estos no se peguen.

Propiedades Terapéuticas

Las enzimas que contiene la piña son muy convenientes en los casos de circulación y trombosis. Es además un buen diurético.

TORTA DE DURAZNO O MELOCOTONES
(Da 6 a 8 raciones)

INGREDIENTES

2½ tazas de harina
¾ taza de azúcar
1 pizca de sal
½ cucharadita de polvo de hornear
1 cucharadita de rayadura de cáscara de limón
2¼ tazas de mantequilla
3 yemas
¼ taza de azúcar para acaramelar
8 mitades de durazno en almíbar

PREPARACION

Colocar en un recipiente la harina, el azúcar, la sal, el polvo de hornear, la rayadura de la cáscara de limón, la mantequilla y las yemas. Mezclarla con la mano hasta hacer una masa suave. Dejarla reposar alrededor de 1 hora. En un molde para 8 raciones colocar el azúcar en una cazuela, cocinar hasta el punto de caramelo y verter en el molde. Colocar los duraznos cubriendo todo el fondo. Tapar los melocotones con la masa y hornearla a 350°F entre 25 ó 35 minutos; aproximadamente hasta que se vea la masa doradita.

Propiedades Terapéuticas

Esta rica torta es un buen energetizante para las personas, especialmente para las madres que están lactando.

GALLETAS DELICIA
(Da 20 a 30 raciones)

INGREDIENTES

1½ tazas de harina (se puede utilizar harina integral)
1 cucharadita de polvo de hornear
8 cucharadas de mantequilla
1 yema
2 cucharadas grandes de azúcar
1 pizca de sal
1 cucharada de vainilla
4 cucharadas de agua

Almendras, nueces o pedacitos de frutas secas para decorar

PREPARACION

Mezclar bien todos los ingredientes hasta formar una masa que se despegue de las manos. Estirar la masa, cortándola con diferentes moldes. Utilizar toda la masa restante. Volverla a amasar utilizándola hasta que no reste nada. Colocar en un molde previamente enmantecado y espolvoreado con harina. A cada galletita se le agrega 1 nuez ó 1 almendra ó 1 pedacito de fruta seca. Hornear entre 10 a 15 minutos a temperatura de 350ºF.

Propiedades Terapéuticas

Es un buen tentempié, a mediamañana o mediatarde 2 ó 3 galletitas. Para acompañar una taza de té.

$\mathscr{G}$ALLETITAS DE CHOCOLATE
(Da 25 a 30 galletitas)

INGREDIENTES

1 taza de harina (se puede utilizar harina integral)
½ taza de cacao o chocolate en polvo
1 huevo
2 cucharadas grandes de azúcar
½ taza de aceite de girasol o maní
1 cucharada de vainilla
4 cucharadas de agua

Azúcar impalpable o en polvo

PREPARACION

Mezclar todos los ingredientes hasta formar una masa sólida que se despegue de las manos. Estirar con un rodillo. Cortar en círculos o cuadrados, con un molde, utilizando toda la masa. Repitiendo el proceso hasta que no quede más masa. Colocar las galletitas en un molde previamente enmantecado y espolvoreado con harina. Dejar cocinar a temperatura de 350ºF de 10 a 15 minutos hasta que se vean secas. Cuando estén frías, espolvorear con azúcar impalpable o en polvo.

Propiedades Terapéuticas

Ideal para la merienda de los niños y también de los adultos. Aportando energía por sus carbohidratos y proteínas.

GALLETITAS DE FRUTAS
(Da 30 ó 40 galletitas)

INGREDIENTES

1½ tazas de harina (se puede utilizar harina integral)
1   cucharada de polvo de hornear
8   cucharadas de mantequilla o ½ taza de aceite de gira-
    sol o maní
2   cucharadas de azúcar moreno
1   huevo
4   cucharadas de leche
1   pizca de sal
    Cáscara de 1 limón, rayada
½   taza de pasas de uvas
¼   taza de nueces, molidas

Azúcar en polvo

PREPARACION

Mezclar todos los ingredientes hasta formar una masa suave. Agarrar pedacitos o trocitos pequeños haciendo pequeñas bolitas. Colocarlos en una asadera previamente enmantecada y enharinada. Cocinar a temperatura de 350°F entre 15 a 18 minutos. Una vez frías, espolvorear con azúcar en polvo.

Propiedades Terapéuticas

Muy buen alimento para niños y adultos que necesitan energía extra por su valioso aporte de vitaminas y minerales.

PUDIN DE PAN
(Da 8 a 10 raciones)

Con cualquier tipo de pan ya sea del día anterior o un poco más viejo.

INGREDIENTES

4 tazas de pan, desmenuzado o cortado en trocitos pequeños remojado en leche, de tal modo que quede bien mojadito o húmedo

4 huevos

$\frac{1}{2}$ taza de azúcar

1 cucharada de polvo de hornear

1 pizca de sal

1 cucharada de vainilla

$\frac{1}{2}$ cáscara de 1 limón, rayada

2 cucharadas de mantequilla o margarina

$\frac{1}{2}$ taza de pasas de uvas

$\frac{1}{4}$ taza de nueces, molidas

PREPARACION

Mezclar todos los ingredientes bien, hasta que el pan quede bien desmenuzado y consistente. Agregar las pasas de uvas y las nueces molidas. En un molde rectangular derretir 4 cucharadas de azúcar hasta que se convierta en un caramelo suave. Retirar del fuego y dejar enfriar. En la budinera verter el contenido de la mezcla, esparciéndolo bien. Hornear a temperatura de 350ºF entre 40 a 50 minutos.

Propiedades Terapéuticas

Como todos los carbohidratos es un buen energetizante
para niños y adultos.

℘AN DE AVENA
(Da 8 a 12 panes)

INGREDIENTES

1 taza de avena triturada
1 taza de harina (se puede utilizar harina integral)
2 cucharadas de polvo de hornear
1 pizca de sal
2 huevos, batidos
4 cucharadas de aceite de girasol o 4 cucharadas de mantequilla
  Leche necesaria para unir
1 yema para pintar

PREPARACION

En un recipiente, mezclar todos los ingredientes secos. En el centro agregar los huevos, el aceite y la leche necesaria. Mezclar hasta formar una masa sólida. Amasar dándole forma de pequeños panes. Colocar en una asadera enmantecada y enharinada y cocinar a temperatura de 350°F entre 20 a 30 minutos, hasta que estén doraditos. Pintar por encima antes de que terminen de cocinar con una yema de huevo.

Propiedades Terapéuticas

Todos los carbohidratos como las proteínas ayudan cuando hay pérdida de energía, revitalizando las fuerzas perdidas.

GALLETITAS DE AVENA
(Da 30 a 40 galletitas)

INGREDIENTES

1 taza de avena
1 taza de harina (se puede utilizar harina integral)
2 huevos, batidos
2 cucharadas de polvo de hornear
½ taza de azúcar
1 cucharadita de vainilla
   Cáscara de ½ limón, rayada
½ taza de aceite de girasol o maní
   Leche para unir
   Azúcar impalpable

PREPARACION

Mezclar los ingredientes hasta que quede una masa suave que se despegue de las manos. Estirar la masa. Cortar con distintos moldes, colocar en una fuente previamente enmantecada y enharinada. Se corta la masa de un espesor de ½ centímetro aproximadamente. Cocinar a temperatura de 350ºF entre 10 a 15 minutos. Espolvorear con azúcar impalpable.

Propiedades Terapéuticas

La avena es la reina de los cereales. Valiosa por sus propiedades nutricionales y fibras.

GALLETITAS RAPIDAS
(Da 20 a 30 galletitas)

INGREDIENTES
1   taza de harina (se puede utilizar harina integral)
¼   taza de azúcar
1   huevo
1   cucharadita de polvo de hornear
    Cáscara de 1 limón, rayada
    Agua necesaria para mezclar

Nueces o pedacitos de fruta seca para decorar

PREPARACION
Formar una masa hasta que quede suave y tierna.
Estirar con un rodillo. Cortar con moldecitos, colocándo-
los en una fuente previamente enmantecada y enharinada.
Se puede decorar cada galletita con una nuez o un pedacito de fruta seca. Hornear a tempertura de 350ºF entre 10
a 15 minutos.

Propiedades Terapéuticas

Proporcionan energía cuando éstas bajan, y ayudan a
sostener el apetito hasta el almuerzo o cena.

𝒢ALLETITAS DE CHOCOLATE
(Da 30 a 40 galletitas)

INGREDIENTES

1½ tazas de harina
½ taza de cacao
1 pizca de sal
¾ taza de azúcar
2 claras
1 huevo entero
8 cucharadas de aceite vegetal
2 cucharadas de vainilla
¼ taza de nueces, picadas

PREPARACION

En un recipiente grande, mezclar la harina, el cacao, la sal, el azúcar con las claras y el huevo entero, el aceite y la vainilla. Por último agregar las nueces. Si quedara muy seco agregar 1 ó 2 cucharadas de leche, hasta que quede una masa consistente y suave. Estirar la masa y cortar con un molde y acomodar las galletitas en un recipiente previamente aceitado y enharinado. Cocinar a temperatura de 350ºF aproximadamente entre 15 a 20 minutos. Para saber si la galletita está lista, pinche la masa con un palillo hasta que salga seco.

Propiedades Terapéuticas

Estas ricas galletitas aportan valiosos nutrientes que ayudan a niños y adultos que desarrollan multiples actividades supliendo los energetizantes necesarios en el desgaste diario.

ARROZ CON LECHE
(Da 6 a 8 raciones)

INGREDIENTES
2 tazas de leche baja en grasa o entera
1 taza de arroz
1 cucharada de mantequilla
¾ taza de azúcar
1 cucharadita de vainilla
  Canela en rama
1 yema
¼ taza de nueces, picaditas

PREPARACION

En una cacerola que se le ha agregado la leche, verter el arroz y cocinar a fuego lento durante 25 minutos, evitando que se pegue, dándole vuelta de vez en cuando y agregándole la mantequilla. Agregar al final el azúcar, la vainilla y la canela en rama. Y cuando el arroz esté tierno batir la yema, disolviéndola con unas 4 a 5 cucharadas de leche. Agregarle al arroz lentamente mientras se está revolviendo. Si nota que queda muy pastoso agregarle un poco más de leche o unas cucharadas de leche evaporada. Tiene que quedar cremoso y esponjoso. Verter en una budinera acaramelada o en pequeñas compoteras individuales. Espolvorearla con nueces picaditas.

Propiedades Terapéuticas

Este rico postre versátil es útil para cualquier ocasión. Ideal para niños en crecimiento, escolares, deportistas y mamás que están lactando. Recomendado también para personas con estómagos delicados que padecen de diarreas frecuentes.

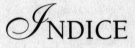

ÍNDICE